マネジメントを始めるようになったら読む本

現場ナースの目線による 超 実践本

編著 公立陶生病院 看護師長
濱本 実也

総合医学社

執筆者一覧

編　集

濱本　実也（公立陶生病院　看護師長，集中ケア認定看護師）

執筆者（執筆順）

濱本　実也（公立陶生病院　看護師長，集中ケア認定看護師）
吹田奈津子（日本赤十字社和歌山医療センター　看護師長，集中ケア認定看護師）
植村　佳絵（公立陶生病院　看護師長，看護管理修士号）
山本　明美（手稲渓仁会病院　看護師長，集中ケア認定看護師）
八木橋智子（自治医科大学附属さいたま医療センター　看護師長，集中ケア認定看護師）
卯野木　健（筑波大学附属病院水戸地域医療教育センター　水戸協同病院 ICU　看護師長）
井上　博行（山本労務管理事務所　社会保険労務士）

はじめに

「それは，突然やってくる」

　皆さまは，どのようにしてマネジメントの役割を担うことになったのでしょう？　立候補して？　試験を受けて？　選挙に勝って？　おそらく多くの方は，推薦あるいは選ばれて急に役職が付いたのではないでしょうか？　もちろん，以前から「なりたい」と思っていた方もいると思いますが，「なると思って準備していた」という方は，圧倒的に少ないのではないかと思います．準備も心構えもないままに突然任命をされ，同時に部署が変わることもあります．それでも，慣れない環境のなかで一定の成果を求められるのが「管理者」です．

「次は，どうしたらいいですか？」

　私は，主任になると同時に外来の一部を任されました．師長は100人を超えるスタッフを管轄しますので，実質的には各主任が病棟師長のような役割を担います．1年目に外来化学療法室の立ち上げを，2年目に救急外来の立ち上げを任され，週単位でチャレンジと挫折を繰り返しました．また，3年目には病棟へ配属となりましたが，配属の翌日から師長が病欠となり，手探り状態で必死に病棟運営を行いました．師長が不在の時にかぎって，めずらしい事件や事故に見舞われるもので，私はマネジメントのノウハウを求めて片っ端から専門書を読みましたが，「次は，どうしたらいいのか」なかなか答えに（実践に）結びつけることができませんでした．

「まずは，ここからマネジメント」

　本書は，マネジメントを始めた方，あるいは日々のマネジメントで問題に直面し悩んでいる方が「次の一手」を打つための手助けになることを願い，構成・編集いたしました．マネジメントの基本から具体的なHow to，そして「次に何ができるのか」行動レベルでのヒントになるよう，さまざまな具体例を挙げ解説しています．また，マネジメントに疲れたときや失敗したとき，少しだけ気持ちが軽くなるようなエッセンスも散りばめました．

　本書を読んでいただき，マネジメントが少し身近に感じられたら，そして「明日から試してみよう」そう思っていただけたら，幸いです．

濱本　実也

目　次

I 今日から使える How to マネジメント … 1

1 マネジメントを始めるまえに … 2
マネジメントは管理者だけのものではない … 2
マネジメントを行ううえで大切なこと … 4
はじめて部下ができました．心構えは？ … 6
マネジメントを行うための準備は？ … 8

2 病棟運営のノウハウ … 10
ミーティングの効果的な進め方 … 10
勤務調整のポイント … 12
師長不在時の対応＝師長代行 … 14
上司への報告・相談の仕方とタイミング … 16
病棟ラウンドの際の「みかた」 … 18
他職種との連絡・調整——部門を越えた連絡や調整 … 20

3 目標管理のキホン … 22
部署目標の立て方 … 22
部署目標の伝え方 … 26
個人目標の支援 … 28
　事例1　自分の能力に合っていない目標 … 30
　事例2　自分自身の目標になっていない … 31
　事例3　評価の視点が曖昧な目標 … 32
　事例4　目標と具体的手段が混同している … 33
スタッフ面接のコツ … 34
　事例1　やりたいことが見つからないDさんの例 … 36
　事例2　自分自身より他者を重点において考えるEさんの例 … 37

4 ここまでやろう，トラブル対応 … 38
インシデント発生時の動き方 … 38
事実確認 … 40
　盗難：事例1　患者の個人所有現金盗難 … 42
　　　　事例2　看護師の個人所有現金盗難 … 43
　暴力：事例1　せん妄が原因の暴力 … 44

	事例2	病気でない暴力	45
	事例3	認知症が原因の暴力	46
苦情：事例1		待機時間への不満	47
	事例2	担当スタッフへの不満	48
	苦情に対しての基本的な対応		49
事例	インフルエンザ発症		50

医療事故調査制度 …… 52
個人情報漏洩 …… 58
　　事例1　家族への漏洩 …… 60
　　事例2　SNSへの漏洩 …… 60

II 初心者のためのマネジメントガイド …… 61

1 マネジメントする
　マネジメントラダーとは …… 62
　PDCAサイクルの使い方 …… 64
　マネジメントに役立つ理論 …… 66
　タイムマネジメント …… 70

2 変える
　変革理論（セオリーオブチェンジ） …… 72
　クオリティ・インディケータ（Quality Indicator）とは …… 74
　交渉の進め方 …… 76

3 リーダーになる
　リーダーシップとは …… 78
　副師長（主任）に求められること …… 84
　リーダーシップスキルの磨き方 …… 86
　メンバーのまとめ方 …… 88

4 指導する
　スタッフのキャリア開発 …… 90
　OJTとOFF-JT …… 94
　スタッフ指導の際のポイント …… 98
　スタッフのモチベーションの上げ方 …… 100
　コーチングスキルのあれこれ …… 102
　リフレクションとは …… 106

5 研究する ... 108
- 看護課題の見つけ方 ... 108
- 研究計画の立て方 ... 110
- 分析方法の選択 ... 112
- データの取り方 ... 116
- 評価と活用 ... 118

6 ストレスに対応する ... 120
- メンタルサポートの方法 ... 120
- ストレスマネジメント ... 122

7 労務管理を知る ... 124
- 時間外手当は，どのような場合に付くの？ ... 124
- 有給休暇は，必ずスタッフの希望どおりに与えなければならないの？ ... 128
- 勤務当日の急な休みの連絡，許可しなければならない？ ... 130
- 休憩時間がとれなかったら？ ... 132
- メンタル不調のスタッフには，どうかかわればよい？ ... 134
- 妊娠・出産・育児のあるスタッフに対して配慮すべきことは？ ... 136

III 失敗から学ぶ，マネジメントを成功に導くためのヒント ... 139

- ヒント① 「病棟の○○を変えたい！」──抵抗するスタッフへの対応 ... 140
- ヒント② 昨日まで同僚，今日から上司！ため口で話してくるスタッフへの対応は？ ... 142
- ヒント③ 動いてくれない，モチベーションの低いスタッフを「動かす！」 ... 144
- ヒント④ スタッフ間の揉めごと，どう対応すればいいの？年齢が高い新人，自信過剰なスタッフ ... 145
- ヒント⑤ 「師長が全然わかってない！ 守ってくれない！」師長への不満をぶつける部下，どう指導すればよい？師長との板挟みで，胃が痛い ... 146
- ヒント⑥ 「伝えた」のに「聞いていない」というスタッフ．情報伝達はどうする？ ... 148
- ヒント⑦ 不信感!? 毎日苦情や不満を訴える家族への対応 ... 150
- ヒント⑧ まとまりのないチーム！ どうすればまとまるの？ ... 152
- ヒント⑨ スタッフだけで対応できるのに，気軽に主任に仕事を依頼するスタッフ．どう対応すればよい？ ... 154

索引 ... 155

I

今日から使える
How to マネジメント

1. マネジメントを始めるまえに ● 2
2. 病棟運営のノウハウ ● 10
3. 目標管理のキホン ● 22
4. ここまでやろう，トラブル対応 ● 38

1 マネジメントを始めるまえに
マネジメントは管理者だけのものではない

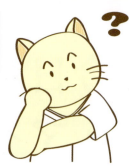

最近,主任になったばかりのネコ主任

マネジメントってなんだろう？主任にも必要なの？

マネジメントって何？

「マネジメント」は「管理」に置き換えて使われることが多いですが,「管理」とは「物事を取り仕切る（ルール）」という意味を含んでいますので,正直いって堅苦しい,厳しい印象があります．ここで,あらためて「マネジメント」「管理」とは何なのか,考えてみたいと思います．

マネジメントの定義は非常に多く,この領域の著書の数ほどにあると言われています．たとえば,Peter Druckerはマネジメントを「組織に成果をあげさせるもの」として「そのための道具,機能,機関」と位置づけています[1]．また,Paul Herseyは「個人,集団,およびその他（設備,資本,技術など）のリソースを通して,またはこれらリソースとともに,組織目標達成を目指していく過程」と定義づけています[2]．

定義の内容はさまざまですが,共通するのは「組織の目標や目的を達成する（成果）」を求めている点です．つまりマネジメントとは,「**資源を効果的に使って,効率よく最大の成果をあげる（目標を達成する）ための過程（努力）**」と考えると理解しやすいでしょう．「管理」で連想する「取り仕切る」ことは一つの手段に過ぎません．大事なのは目標達成に向かい努力することです．

ところで,目標に向かって努力するのは組織だけではありません．それを支える看護師それぞれが目標に向かい,自身も資源を駆使しながら達成を目指します．つまり,誰もがマネジメントしながら看護しているわけです．

どんな資源を使う？

マネジメントに必要な基本資源は「ヒト：man」「モノ：material」「カネ：money」の3つで,頭文字をとって3Mと呼ばれています．これらは有形資源と言われ,使えば減る「有限」な資源でもあります．一方,「情報」「知識」「技術」「方法」など形のない（無形）資源もあります．これらは使ってもなくなることはありません．むしろ磨かれて洗練され価値の高まる「無限」の資源と言えます．マネジメントでは,これら多くの資源を時間軸のなかで配置し,使い,成果につなげていくことが重要です（図1）．

いつから学べばよい？

師長になってからマネジメントを学べばよいのでしょうか？ あるいは師長になる目星がついたら（副主任や主任になり師長代行をするようになったら）学べばよいのでしょうか？

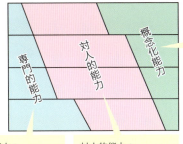

図1 マネジメントに必要な基本資源

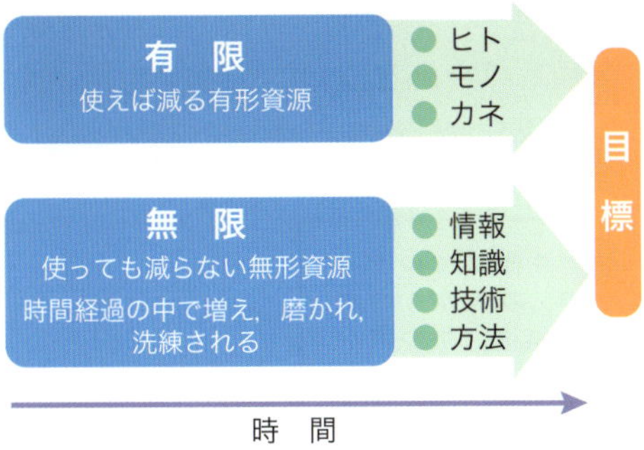

- 有限：使えば減る有形資源 → ヒト、モノ、カネ
- 無限：使っても減らない無形資源、時間経過の中で増え、磨かれ、洗練される → 情報、知識、技術、方法
- → 目標

図2 管理者に必要とされる能力

- 専門的能力：業務遂行に必要な知識、技術など。教育や訓練、経験などを通して習得する
- 対人的能力：他人と共に仕事をする能力と判断力、動機づけやリーダーシップを含む能力
- 概念化能力：複雑な組織の構造やそのなかでの自分の位置づけを理解する能力。これにより、集団あるいは組織全体の目標に向けての行動が可能になる

(文献2, p13を参照して作成)

じつのところ、看護の4年生大学では「看護管理学」は必須単位として位置づけられています。また、看護師になればジェネラリストやスペシャリストのラダーにそって能力開発が行われますが、ラダーの項目には必ずマネジメントに関連した内容が盛り込まれていると思います。このように、組織はマネジメントできる人材を計画的に育成しているのです。

つまり「マネジメント」は、**新人を含むすべてのスタッフに求められ、そして身につけなければならないスキル**と言えます。

どんな能力が必要？

少なくとも3つの能力が、マネジメントには必要であると言われています（図2）。それは専門的能力、対人的能力、概念化能力であり、特に**対人的能力はマネジメントすべての層で重要な能力**であると考えられています。

成長のための要素

マネジメントでは、人を育て、物品を管理し、時間を調整します。また、多くのデータを情報として評価・処理し、コストも考え医療を提供します。このように「マネジメント」の基本は、みなさまがこれまでやってきた、極々当たり前の業務のなかにあります。

そう考えると、マネジメントに迷った時、支えに（頼りに）なるのは上司だけではないことに気づきます。たとえば、スタッフの調整を行う際、最良の方法をスタッフ自身が持っていることもあります。そのスタッフの知識も、資源にほかなりません。「自分がマネジメントするのだ」と気負わずに、師長やスタッフとともにマネジメントする気持ちも大切です。それは、互いの学ぶ機会を増やし、無形資源を洗練させ、次の目標に向かう原動力を高めることにつながるからです。

参考文献

1) P. F. ドラッガー 著／上田惇生 訳："明日を支配するもの—21世紀のマネジメント革命"．ダイヤモンド社，1999
2) P. ハーシィ，K. H. ブランチャード，D. E. ジョンソン 著／山本成二，山本あづさ 訳："入門から応用へ 行動科学の展開—人的資源の活用（新版）"．生産性出版，2000

（濱本 実也）

1 マネジメントを始めるまえに
マネジメントを行ううえで大切なこと

> 家があります．1階建てのその家は，窓が1つ，煙突が1つあります．家の左には，1つ実がなったリンゴの木があり，家の右には池があります．池には魚が1匹泳いでいます．

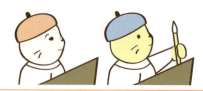

イメージする

マネジメントは「目標達成」のために行うわけですから，明確な目標がなければマネジメントのしようがありません．まずはイメージしてください．どんな病棟にしたいですか？　そのために，必要なことは何ですか？　あるいは，それを妨げるものはありませんか？　どう対応すれば問題は解決しますか？　ここでは，目標の量も長さも問いません．イメージしたあとに整理し，優先順位をつければ済むことです．まずは**自由に，前向きにイメージ**してみましょう．

伝える

私たちは，自分の考えや知識を，なるべく正確かつ効果的に伝える必要がありますが，思っていることを100パーセント伝えることは不可能です．十分に説明したつもりでも，まちがった解釈や思いもよらない結果をまねいた経験は，誰しもあると思います．

● どれだけ説明すれば伝わる？

たとえば，上のイラストの中の説明をもとに，絵を，2人で同時に描くとします．描き上がったあとにお互いの絵を比べた時，どれほど一致した絵になっていると思いますか？　家のサイズ，窓や煙突の位置など，まったく違った絵になっていることもあります．

次に，あなたの描いた絵を見せずに，同じ絵を誰かに描いてもらうとします．おそらくあなたは，先の説明とは比べものにならないくらい，詳細に説明をすることでしょう．

何かを正しく伝えたいと思ったら，**丁寧に言葉を尽くして**伝えましょう．そして，伝わらなくても落ち込まずに，繰り返し伝えましょう．あなたがあきらめなければ，修正する機会は何度でも訪れます．伝える時のコツを**表1**に示します．

● 言葉以外の要素

言葉には，いつも言葉以外の要素が絡んでいて，相手には言葉と一緒に伝わるものです．口調，互いの関係性や信頼度など，文字には現れていない「感情」を含むこともあります．「伝える」時には，言葉を選ぶことはもちろん，伝え方にも注意しましょう．

確認する

伝える側と伝えられる側の間に誤解が生じるのは，仕方のないことです．そのため，**伝えたことが伝わったのか，必ず確認**しましょう．「聞き返す」というのは，相手によっては少なから

表1 伝え方のコツ

伝え方のコツ	使い方
数字で示す	「家には窓が1つ」→「家には50×120 cmの窓が右端から30 cmの位置に1つ」「褥瘡を予防しよう」→「褥瘡発生率を1％未満に」「積極的に手指消毒を行う」→「100 mL／日以上の手指消毒薬を使用する」など数字を用いたほうが誤解が少なく，目標や経過がわかりやすい．
身近なものに置き換える	「10ヘクタールの土地」→「東京ドーム2個分」など，イメージしやすいものに置き換えて伝える．これは，相手のわかる言葉を選ぶという意味もある．知識がなければわからないような専門用語を避け，相手の目線で言葉を選ぶ．
自分の言葉で伝える	伝えたい内容は，一度自分の中で咀嚼する．本に書いたとおりに棒読みされて納得する人は少ない．自分の言葉で伝えるからこそ，質問にも対応できるし，説得力も増す．
理由を伝える	「相手の言葉の意味がわからない」時，理由を聞いて「そういうことか」と納得することもある．なぜそれを伝えるのか，必要であれば理由を添える．相手の共感・納得が得られれば，複雑な内容であっても伝わりやすい．
繰り返す	大事なことや結論は，繰り返し伝える．
厳選する	「注意点」など，複数の項目を伝える時には，無駄を省き内容を厳選する．特に緊急度が高い（すみやかに伝え，行動に移してほしい）時は，率直に伝えるべきことを先に伝える．

図1 円を俯瞰

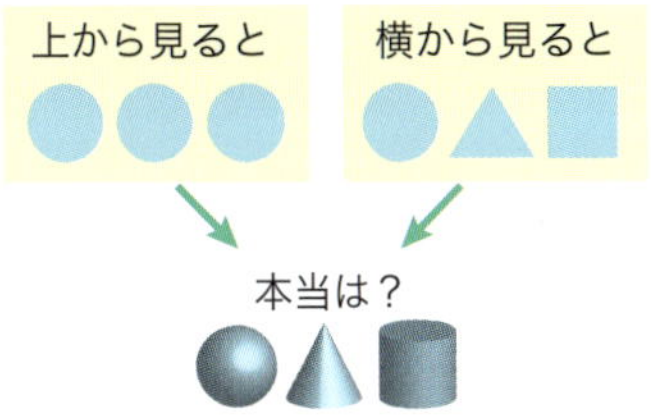

上から見ると　　横から見ると

本当は？

焦らずにいろんな角度から見てみよう

ず勇気がいるものです．臨床経験豊富なみなさんは，思った以上に後輩を緊張させる存在でしょう．

伝えたら，自ら確認する．もしあなたが確認を忘れたとしたら，正しく伝わらなかったとしても「確認を怠ったのだから仕方がない」そう判断しましょう．

俯瞰する（広く，未来を見越す）

高いところから見下ろし眺めることを俯瞰と言います．一般に「目の前の小さなことに気をとられるのではなく，少し距離をおいて全体を，そして先を見越して判断しなさい」という意味あいで用いられます．俯瞰できないマネージャーは，いま目の前で起きていることだけですべてを判断してしまい（しかも即決して動いてしまう），物事の本質を見抜くことができず，大事な局面で判断を誤りかねません．問題に直面した時は，まず**何が起こっているのかを正しく判断するために「俯瞰」する**よう努力しましょう．

これは，自分自身を振り返る時にも言えることです．経営の神様と称される松下幸之助氏は，これを「自己観照」と呼び，自分自身を客観的に見つめることの重要性を語っています．「自分は一生懸命努力している」そう思っても，主観を交えずに客観的に自分を見下ろしてみましょう．もっとよいマネジメントにつながる「改善点」「本当の姿」が見えてくるかもしれません（図1）．

土台をつくる

家を建てるなら（部署を束ねるなら），もっとも大事なことはしっかりとした土台をつくることです．オシャレな内装も，高級な家具も，土台が揺れれば傾き壊れます．

マネジメントも同じです．組織あるいは職場は，人間関係の上に組み上げられるのだということを肝に銘じて，信頼関係を築くことが重要です．高い目標や尊い志，理念や信念ももちろん大事ですが，どれも土台の弱点を補うことはできません．

信頼は永遠ではない

どれほど立派な土台（信頼関係）を築いたとしても，「壊れるのは一瞬」と言われます．また信頼関係は，最初に得るよりも一度失った信頼関係を取り戻すことのほうが，はるかに難しいものです．強固な土台をつくったと思っても，その関係に胡座をかくことなく，信頼を維持できるよう努めることが重要です．　（濱本 実也）

1 マネジメントを始めるまえに
はじめて部下ができました．心構えは？

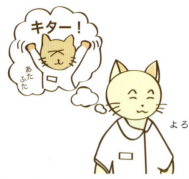

自覚を持つ

「役職が上がっても，特に変わらないわ」そう思うのは自分だけです．スタッフからみれば上司，大きな期待を寄せてくるスタッフもいるでしょう．まずは自分自身が**「役割が変わった」という自覚**を持つことが大事です．

また，これまでは聞き流していたスタッフの不満や愚痴も，上司として聞くとなると対応が変わります．どのような立場で話を聞いているのか，スタッフは解決を求めているのではないか，こういったことを考えながら対応する必要があります．

部下だった時を，忘れない

自分が上司に受けた手痛い経験はありませんか？ 誰しも完璧ではありませんから，業務のなかで，指導の際に，いろいろな場面で辛い思いや納得のいかない気持ちを経験していると思います．そのことを忘れなければ，少なくとも同じ轍は踏まずにすみます．
「叱らないと，わからないのよ！」
——本当に？ あなたもそうだった？
「みんなの意見よ！」
——みんなって誰？
　声の大きい人が正しいの？
「どうしてそんなことをしたの！」
——それはもう，駄目だと言っているようなものです．

役職が付けば指導の機会が増えますが，「次につながらない指導はすべて失敗」そう思っています．どんなに素晴らしい結果を出しても「研究なんて二度とやらない」スタッフがそう言ったとしたら，指導としては失敗です．

逆に，素晴らしく嬉しかった経験もあると思います．困った時「任せときなさい」という力強いサポート．「よく頑張っているね」という承認の言葉．失敗した時に「大丈夫だよ」という暖かい手．部下ができたからこそ，部下だった時の気持ちを忘れないことが大切だと思います．

物差しはないが，評価される

部下を持つということは，部下に評価されるということです．そこには期待値が含まれますので，評価の基準はスタッフの時よりも厳しくなるものです．「主任なのだから」「師長代行なのだから」という期待です．

通常，評価は数字によって明確に行うことが公平で適正なのでしょうが，部下からの評価に物差しはありません．もちろん，あなたが費やした時間や作業量などで評価できなくはないで

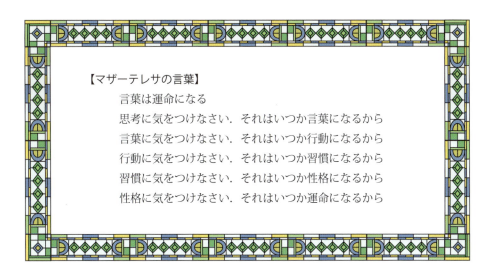

すが，本当のアウトカムは作業の結果得られるスタッフの「満足」「安心」「信頼」といった主観を伴うものになります．重要なのは「どれだけ努力したか」ではなく，**その結果を部下がどう評価したのか**ということです．

話し合い＝最高のテクニック

「自信がない」これは，主任に昇格した方の多くが口にする言葉です．「無理です師長！」「師長さんお願いします」よく言われます．実際「なんてことが！」と驚愕するような事態や，「うそでしょう？」と目を背けたくなる事件も，まあまあります．自分では処理できないと思えば，上司に相談することや，依頼することは正しい対応です．

ただ，師長が問題解決に向けた話し合いを行う際には，可能な限り参加しましょう．参加が難しければ，どのようなディスカッションで決着がついたのか詳しく聞きましょう．難しい決断を，どう判断して行ったのか，その過程を知ることは，問題解決のテクニックを磨く最善の方法であり，主任としての自信と成長のためには不可欠であると思います．

また，自分自身が問題に直面したら，当事者とでも，支援してくれる上司とでも，積極的に話しあう姿勢を示しましょう．また，誰かがまちがった時，「主任に相談しよう」「主任となら話しあえる」そう思ってもらえるような，日ごろの姿勢，態度を心がけましょう．

引き受ける．そして責任をとる

役職が付けば，自分で判断して対応する場面も増えてきます．判断しかねる事象が，次々と持ち込まれると不安になることもありますが，**「判断しかねる」**から**「上司の仕事」**なのだと理解してください．難しいからこそ，上司としての知識と対応（責任）が必要なのです．

スタッフから相談を受けたら，難しい判断ほど快く引き受けましょう．自分で判断できなくても，師長に相談できれば，難題への対応を学ぶという機会を得ることができます．また，**自分で判断してまちがった時は「責任をとる」**そういう姿勢が大事です．悔やんだり，責任転嫁したくなったりすることもあるかもしれませんが，その姿は決してスタッフには見せないようにしましょう．自分の行動や発言に責任がとれないようでは，信頼されることはないからです．

（濱本 実也）

1 マネジメントを始めるまえに
マネジメントを行うための準備は？

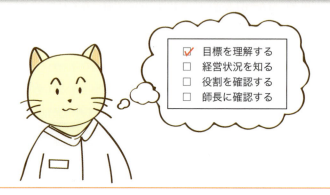

理念，目標を理解する

　優れた成果は明確な目標設定から始まります．またマネジメントは「目標に向かう努力」ですから，まずは**組織の理念や目標をしっかりと理解する**ことが重要です．また，なぜそれを目標に掲げたのか，その背景や評価指標なども合わせて確認しておきましょう．

　組織目標の中には，自分の部署と深く関わりのあるものとそうでないものがあると思います．一律に目標を眺めるのではなく，部署の役割から優先順位をつける，あるいは部署としての達成目標を検討すると，組織への貢献や部署の課題がより明確に見えてきます．

経営状況を知る

　主任は中間管理職として病院経営にも参画していかなければなりません．**自分の施設の経営がどうなっているのか，具体的な数字を確認**してください．そして，それらの費用が他の施設と比べてどうなのか，比較すると面白いと思います．

　私自身は，部署の三役会議やリーダー会議で，これらのデータを比較・紹介していますが，「材料費」「加算」「DPC機能評価係数」などは，主任の関心が高いようです．ちなみに，スタッフは「人件費」への関心がダントツ高いですが，加算要件やそれによる収益などを具体的に指導すると，加算の取りこぼしが激減します．スタッフの行動に意味づけできれば，実施率が上がるのです．業務管理を行う主任としては，これらの情報は持っておいたほうが指導しやすいかもしれません．

役割を確認しよう

　施設によって主任の役割は多少異なりますので，自身の施設で具体的な主任の役割を確認してください．漠然としたものではなく，**文章にして明確に**理解しておきましょう．

　主任の役割で共通するのは「師長代行」の任を負うことだと思いますが，どれだけ慣れた対応でも「報告までが代行の仕事」であることを忘れないようにしましょう．報告のタイミングは，師長によって判断が異なりますので，事前に確認する必要がありますが，公務員では報告義務を怠れば懲戒処分もありえます．最初は慎重に報告しながら，「これは後日でよい」「これは報告不要」など，師長と確認していくとよいと思います．

表1 師長に確認したい10のこと

1. 大事にしていることは何ですか？（仕事観）
2. どんな部署を目指していますか？
3. 部署ではどのような問題（課題）を感じていますか？
4. 私に期待することは何ですか？（理由確認）
5. 主任の時の困った経験を教えてください
6. 部署独自の主任の役割や業務があれば教えてください
7. どのような権限を委譲しようと思っていますか？
8. 勤務表：作成の際に気をつけていることは何ですか？
9. スタッフの指導：どのような動機づけを行っていますか？
10. 報告：師長に報告すべきことはどのようなことだと考えていますか？

師長と話そう

師長は上司ではありますが，共にマネジメントを行う同志でもあります．同じベクトルでマネジメントするためにも，**師長が部署をどうしたいと考えているのか，どのような問題を感じているのか，自分に期待することは何か**，そして**主任として自分がやりたいことは何か**，師長と十分に話し合いましょう（**表1**）．

主任が考える以上に，師長は多くの情報を持っています．情報を共有すること，それを分析して活用すること，この作業を師長とともに繰り返すことで，確実に実践力は向上します．また，自分とは異なる視点を得ることにより，視野も広がり考える力を養うことができます．どんな研修よりも，この作業がマネジメント力を高める最短の方法だと思います．

答えを持っている人間はいない

マネジメントの方法は，状況によって幾通りにも変わるものです．どんなに本を読み込んでも，100パーセントの正解は出てはきません．マネジメントは，ある意味「試行錯誤しながら，失敗と成功を繰り返す果てしない努力」なのでしょうが，よく言えば「目標達成のため自由にチャレンジして結果につなげる，どこまでも向上する過程」とも言えます．答えを持っている人は誰もいないのですから，スタッフのニーズやマネージャーのアイデアを駆使して，「こうだ！」と思う方法で改善を試みればよいのです．もちろん，効率的な手法やスタッフのまとめ方などは先人に学ぶとして，実際にどう進めるかはマネージャー次第です．責任もありますが，やりがいもあります．マネジメントを始めるなら「どうしたらよいですか？」と答えを求めるのではなく，**「こうしてはどうでしょうか！」と自ら考え答えを導く姿勢**を持ちましょう．

（濱本 実也）

コラム

目標では動機づけされない

たとえば部署で「口腔ケアの充実を図る」このような「目標」を伝えられても，正直いって動機づけされません．大事なのは目的です．たとえば「昨年，口腔細菌による肺炎が増え，死亡率が増加している．患者の命を守るために口腔ケアを見直そう」という目的を理解していれば，もっと目標にコミットできると思います．目的がわかるからこそ，目標に共感できるのです．なぜ目標を達成する必要があるのか，なぜ師長はそのような目標を立てたのか，その意味や理由を知ることは非常に重要です．　　（濱本）

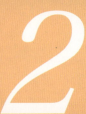

2 病棟運営のノウハウ
ミーティングの効果的な進め方

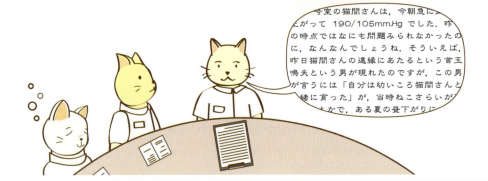

ミーティングの種類とその意味

看護師はチームで患者にケアを提供しています．そのためチームの意思決定から患者のケア方法，業務の進め方などを決定する時にさまざまな形のミーティングを行います．

代表的なものに，**申し送り・モーニングカンファレンス**，**朝のミーティング**と呼ばれる一日の始まり時に行われるもの，また病棟カンファレンスとして午後などに時間をとって行う，**患者ケアカンファレンス・業務カンファレンス・インシデントの分析・倫理カンファレンス**などがあります．

申し送り・モーニングカンファレンス・朝のミーティング

この時間のミーティングでは，チームが今日一日のケアを提供していく方向性を確認します．具体的には，状態が不安定で注意を要する患者や，ケア方法を工夫する必要がある患者などの情報を共有し，どのようなケアを提供していくのか，時間配分や人員配置をどのようにしていくかを話しあいます．

病棟の要（かなめ）＝患者カンファレンス

スタッフ（受け持ち看護師）にとっては，患者の看護問題や目標，看護計画の妥当性や，具体的なケア内容についての意見をもらったりする場であり，その内容をスタッフみんなで共有できる場でもあります．

病棟管理の立場からすると，受け持ち看護師のプレゼンテーションを聞くことによって，どのような看護を行いたいのかをうかがい知ることもできますし，患者の看護問題や目標を話しあっている内容から，スタッフのアセスメント能力を知ることもできます．

患者カンファレンスは，自分たちが行っている看護を振り返る機会（＝リフレクション）となるので，看護観の醸成にもつながります．この患者カンファレンスを効果的に行うことで，スタッフは看護する喜びを再確認でき，活気ある元気な病棟になっていきます．

むだのない情報提供が効果的なミーティングのカギ

効率よくミーティングが行われるためには，**本題に早く到達すること**が必要です．

朝のミーティングなら，前日のケア内容や朝までの患者の状態を踏まえて「話しあうべき内

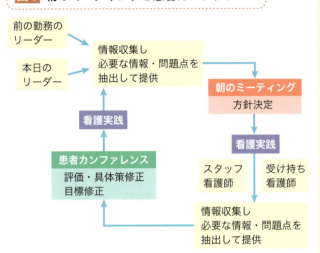

図1 朝のミーティングと患者カンファレンス

ショートケース

患者カンファレンスでよくあるのは，患者のバイタルサイン・状態，検査結果や治療の変更などの情報提供，行っているケア内容などを羅列して終了することです．これでは情報を共有したにすぎません．今後，患者へのケアをどうしていくのか，まったく検討していないのに，「何かやった気になっている」というところが問題です．

羅列されているような情報から，いま提供している看護ケアに変更すべきような課題があるのか，というところまでを問題提示すると，何を話しあうのかが焦点化され，適切な看護ケアを検討することができます．

(吹田)

容」を，リーダーが抽出しておかなければなりません．

また患者カンファレンスなら，今の患者の状態や実践した看護ケアの何を問題と考えているのか，どこを修正したいのかというところまでを，受け持ち看護師やその日ケアを実践した看護師が情報として提供することが必要です(図1)．

看護管理者は，どのようにカンファレンスに参加するのがよいのか

看護管理者だからといって，監督者のような態度をとる必要はありません．あくまで，その患者に良いケアを提供する一看護師として参加してよいのです．ただ，自分が発言することで，そのカンファレンスの流れを変えてしまうような力があることを自覚しなければなりません．スタッフが主任の発言の後に，違う意見を出すのは勇気がいります．

自分の考えを明確にしておいたうえで，カンファレンスの**流れをみながら意見を出す**あるいは**スタッフの意見を引き出す**ように配慮しましょう．

ミーティングをする時の注意点

患者カンファレンスの具体策を考えている時や，朝のミーティングで業務調整をしている時などは特に，**話の主語が「患者さん」になっているか**に注意しましょう．

患者の状態
↓
必要なケア・頻度
↓
看護師も含め医療者の動きの調整

となるのが患者中心のケアの提供方法です．

ところが，ちょっと油断すると，医療者の業務や病棟のルーチンのスケジュールに患者のケアを合わせるということが起こってしまいます．これは，リーダーあるいは看護管理者がミーティングでいちばん注意しなければならないポイントです．

(吹田奈津子)

2 病棟運営のノウハウ
勤務調整のポイント

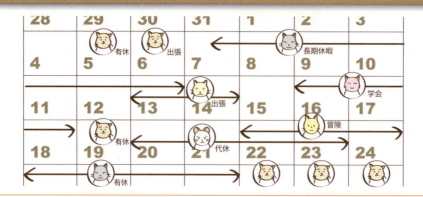

勤務調整は，なぜしなければならないのでしょうか

　"勤務表"は，看護師にとっては1ヵ月の生活の質を左右するものと言っても過言ではありません．また，看護師長にとっても，看護師の組み合わせによって病棟の看護の質を決定する重要なものです．勤務の計画をするということは，師長が病棟で提供する看護の質を保証するためのものなのです．平たく言えば，「24時間どこをとっても同じような看護が提供できるように，働く看護師を調整しているもの」ということです．**毎日一定水準の看護を提供するため**に勤務調整が必要なのです．

　また，看護師は休日勤務，夜勤など不規則で過酷な条件で働いています．そのような労働者を守るために労働基準法があります．そして病院ごとに定められている就業規則もあります．**法律や規則に則った勤務計画は労働者である看護師を守る**ことにもなります．

　もう一つ勤務調整をする理由は，診療報酬上で期待されている基準を遵守するためです．一般病棟なら"入院基本料"，ICUなら"特定集中治療管理料"など，その施設基準のなかに勤務する看護師の人数や時間を定めたものがあります．自分の病棟の基準に見あった人員を勤務させておく必要があります．

看護師長がつくる勤務表は何を語るか

　勤務表には，看護師長がその病棟で提供したい看護を実現させるために，どのような看護師の組み合わせがよいと考えているか，が表現されています．ということは，看護師をどのように評価しているか，その看護師にどのようなことを期待しているかがわかるのです．

　たとえば，他部署から異動してきた人の最初の夜勤をどの看護師としているかで，師長がその看護師に寄せる信頼と期待がわかります．また「今までは新人とは夜勤をしていなかった看護師が今月からすることになった」「新人に夜勤が入った」などは，看護師長の承認と新たなステップアップへの期待が込められています．

師長不在時の勤務調整をする場面

　師長不在時に勤務調整を行う場面には，以下の2つが想定されます．一つめは看護師の予定外の休み，二つめは業務量の増加です．

● 予定外の休み

　体調不良や家庭の都合など看護師が休む理由はさまざまですが，そこは「お互いさま」と助け合う雰囲気のある職場でありたいものです．休む看護師にはまず，連絡をくれたことに感謝

表1 勤務調整時のチェックポイント

1. 夜勤の間隔や連続勤務の日数，前勤務とのつながりなどは考慮しているか
2. 休日（単発の休みまたは連続の休み）の回数や間隔と夜勤の回数はできるだけ公平になっているか
3. 職員の能力を評価し，一定水準の看護が提供できるように調整できているか
4. 労働協約，就業規則，診療報酬上の基準を満たせるように調整できているか
5. 職員のライフスタイルや健康管理に配慮しているか
6. 施設で定められている基準やルールに反していないか

（文献1を参照して作成）

の言葉をかけます．そしてその理由と予測される期間を聞きます．体調不良ならば状態や受診状況，一人暮らしなら食事などは摂れるのかなど，療養がきちんとできるかの確認もしておきます．家庭の都合などで休む場合は，対応としては休むことがいちばんよいことなのか，またそのほかの配慮は不要なのかも相談します．

休む看護師自身の対応の後は，上記の勤務調整を行う理由を踏まえて勤務調整を行います．日勤ならば業務量と人員から，増員が必要なのかどうかを判断します．夜勤であれば，早急に交代の看護師を探す必要があります．その勤務帯で安全に看護が提供できるかどうかが，交代の看護師を決定する時の第一の条件です．

● 業務量の増加

検査や手術・処置が多い，患者の重症化など，業務量の増加が予想され，安全に一定水準以上の看護が提供できないと判断した場合にも，勤務調整が必要になります．師長不在時は病棟全体の動きを把握し，何が原因で業務量が増加しているのか，看護師の勤務調整で解決できることなのかを考えなければなりません．

勤務調整で慌てないために……

日ごろから，看護師長とコミュニケーションをとり，どのような考えのもと勤務表を作成しているか，病棟看護師一人一人の評価をどのように考えているかなどを共有しておくと，勤務調整を行う時にも師長の方針とずれることはありません．また，スタッフのワークライフバランスの傾向などを把握しておくと，勤務交代の時に配慮しやすく，スムーズな勤務調整につながります．

勤務調整の報告

師長不在時に勤務調整が必要になった場合は，まず看護部（担当副部長など）にその旨を報告し許可を得ます．勤務調整を行った後は，勤務実績表（多くの変更が必要になった場合は勤務予定表も）を変更しておきます．そして師長には，誰が，または病棟がどのような理由で勤務調整が必要になったか，どのような対応をとったか，結果がどうであったかを報告します．師長に報告するタイミングは次ページでも詳しく述べますが，勤務調整が必要になった理由から優先度を考えて，判断するとよいでしょう．

参考文献

1) 道又元裕 編："ICUマネジメント―クリティカルケア領域の看護管理"．学研メディカル秀潤社，p154，2015

（吹田奈津子）

2 病棟運営のノウハウ
師長不在時の対応＝師長代行

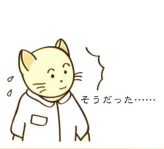
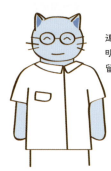

連絡してたとおり
明日から学会に出かけますので
留守中よろしくね

そうだった……

師長は日々なにをしているのでしょう……

　師長には，自分の病棟の患者さん個々に提供したい看護があります．そしてそれを自分が行うのではなく，スタッフに託しています．スタッフそれぞれが患者に提供している看護ケアの積み重ねが，その病棟で提供したい看護なのです．ナイチンゲールの『看護覚え書き』[1]）に **"小管理"**（図1）というのがあります．この小管理の考え方こそが，看護管理の基本的な考え方です．

師長の役割と師長代行

　師長の役割は，その部署・看護単位の看護ケアの質保証の要となって活動することです．そうなると，「部署の管理＝部署の看護ケアの質の管理」ということになります．難しく感じるかもしれませんが，師長が毎日行っている，患者や病棟のラウンドの作成，カンファレンスへの参加，勤務表の作成，看護ケアに必要な物品調達など，その一つ一つが，看護ケアの質の管理につながっているのです．ですから師長不在時の師長代行をするということは，**その日の病棟の看護ケアの質の管理をする**ことの代行をするということなのです．

師長代行

　「病棟の看護ケアの質の管理って大変‼」とがっかりすることはありません．なぜなら看護ケアを日々実践している副師長（主任）なら，その患者にどのようなケアが必要かはわかっているので，質の管理は行いやすいのです．小管理を実践すること，具体的に言えば，その患者に必要な看護ケアを自分が行うのではなく，スタッフたちが患者に提供できるようにすること，またはしていることを確認すればよいのです．

　師長代行業務の項目を一つ一つ挙げると，表1のようになります．スタッフたちが思う存分患者にケアを提供するためには，物品・人員（人材を含む）・時間（業務量）の調整が必要になってきます．それが，師長代行として行う物品管理であり，労務管理や他職種との連携の調整，ベッドコントロールによる患者数の調整になります．ルーティンワークとして挙げられている業務にも，じつは看護の質に関わる重要な意義があります．

　ここで気をつけなければならないのが，何をどこまで代行の時に判断してよいのか，ということです．日ごろから，**師長とよくコミュニケーションをとり，師長権限の委譲はどこまでなのかを把握**しておくことが必要です．

| 図1 | 小管理とは |

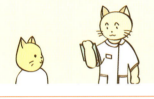

小管理
——あなたがそこにいるとき自分がすることを，あなたがそこにいないときにも行われるように管理する方法．

| 表1 | おもな師長代行業務 |

看護の質管理：病棟ラウンド，カンファレンスへの参加
労務管理：人員（スタッフ）の管理，勤務時間の管理
ベッドコントロール：入院・退院の調整
物品管理：必要物品の調達
病院・看護部からの伝達事項の周知
重症度，医療・看護必要度の管理
報告：　管理日誌の管理
　　　　ヒヤリハット・アクシデントへの対応
　　　　看護部への報告が必要な事項
　　　　翌日師長への報告

師長不在時に行うルーティンワーク

師長は看護の質を追求する一方で，病院経営への関与や病院の一部署としての病棟運営の仕事もあります．これを私はルーティンワークと呼んでいますが，病院（看護部）のなかの一部署としての役割をきちんと果たしていくことが，自分たちが行いたい看護を実現していくための第一歩となります．ただ，師長代行を行う時には，その日に行わなければならないこと，たとえば提出物や病棟・スタッフのスケジュールで気をつけておくこと，他部署との調整の予定などを**師長にあらかじめ聞いておく**ことをお勧めします．

報告と迷った時の相談

● 代行当日

師長不在の時に，相談できる方を確認しておきましょう．自施設では担当副部長が決まっており，その日に起こったことや師長代理として判断した内容を報告します．少しでも判断に迷うことがあれば，**すぐ相談**です．ただ，相談する時には自分の考え・判断を添えてください．そうすることで，師長（代行）としての自分自身の判断能力を磨くこともできます．

● 代行翌日（後日）

代行を行った日に課せられていたルーティンワークの達成状況，代行として判断した内容，インシデントや患者・家族で起こった病棟の看護の質に関わると思われる出来事，他部門からの連絡などを報告します．個人的には紙面で構わないと思っていますが，長文になるような事例は，伝わりづらいことも多いので，直接報告したほうがよいと思います．

日ごろからの心がけが大切

自分が係長（主任）になった時「一つ上の役職の人がどのような仕事をしているかをよく見ておくように」と言われたことがあります．師長がどのようなことをしているのか，どのような信念（看護観・管理観）のもと判断し行動しているのかを知っておくと，師長代行を行う時に必ず役にたちます．そして自分の管理観を磨くことにもなるのです．

参考文献

1) F. ナイティンゲール 著/小玉香津子 他訳："看護覚え書き―本当の看護とそうでない看護"．日本看護協会出版会，2004
2) 坂本宏子：師長不在時に問われる主任のマネジメント力：師長も安心！主任の部下力を磨く～指示しやすい，委譲しやすい，意思疎通できる主任になろう！ 主任看護師 26（2），2016

（吹田奈津子）

2 病棟運営のノウハウ
上司への報告・相談の仕方とタイミング

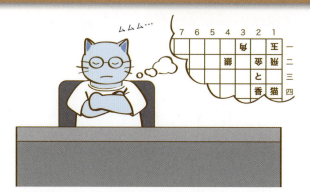

報告や相談の基本：I-SBAR-C

医師へ患者の報告を行う時は，**I-SBAR-C**（図1）で行うと情報が整理され，言いたいことがストレスなく伝わります．

上司に報告や相談をする時にも同じように，まず誰のこと，または何のことについて報告・相談するのかを言ってから，状況や背景を言うようにします．報告の場合は，客観的なことを最後まで言ってから，自分の意見や予測されることを言うと，事実が正確に伝わります．

上司への報告の優先順位

一般的な報告の優先順位は，対応までの時間から考えると，

① 今すぐ報告する必要があるもの
② 今日のうちに報告すればよいもの
③ 後日でもよいもの

の順になります．また対象から考えると，

① 患者の治療や看護に関係するもの
② 患者の療養環境に関するもの
③ 医療者の労働環境に関するもの

となります．

また，**上司が欲しいと思っている情報があるなら，それが最優先**になることもあります．自分の上司が，いつもどのような報告を求めてくるかを考えてみてください．報告をした時にいつも聞かれることは何か，どのような内容から聞きたがるのかなど，思いあたることがいくつかあるはずです．それが，自分の上司の求めている報告です．これらを組み合わせながら優先順位を考え，報告を重ねていくことで，上手な報告ができるようになります．

師長代理をした時は，翌日，必ず師長に報告をしてください．その時に必要な内容は，

① 起こった出来事とその対処（インシデントを含む）
② 病院や看護部からの連絡事項とそれを病棟看護師にどのように伝達したか
③ 師長への伝達事項

です．①や②は報告で大切な客観的な事実を正確に述べたあとに，**師長代理としての判断や行動**も述べます．そうすることで師長からのフィードバックも受けやすくなり，管理者として成長する機会となります．

図1 I-SBAR-C

1. **I**: Identity　　　　　報告者と患者の同定
2. **S**: Situation　　　　状況
3. **B**: Background　　　背景
4. **A**: Assessment　　　評価
5. **R**: Recommendation　提案・依頼
6. **C**: Confirmation　　　反復・復唱

I-SBAR-C：アメリカで開発されたコミュニケーションツール．報告や相談においては，上図の上から順番に行うと円滑に進むとされる．

相談は丸投げとは違う

相談をする時に集めてきた情報や状況を羅列し，困っていることを「どうしたらよいのでしょうか？」と聞いていませんか？　これは相談ではなく，相手の頭を使って問題を解決しようとしているのです．相談とは，問題の解決のために，話しあったり他人の意見を聞くことなので，**自分の考えや提案を持ったうえで話しあう**，ということが必要なのです．

報告をするタイミング

急を要する場合は，上司が何をしている最中でも報告をしなければなりません．そうでない場合は，上司の忙しくない時を見計らって，報告・相談をする配慮があると，お互いに気持ちよく話をすることができます．上司をよく観察していると，机に座っていても頭の中は大忙しに考えごとをしている時と，一息ついている時の違いがわかるはずです．

（吹田奈津子）

ショートケース（悪い報告）

人工呼吸器の不具合があり，修理に出していた時に原因不明だが今は使えるということで戻ってきたのであずかっています

→何も考えていないただのおつかい型

解説

「それで本当にいいの？」と聞きたくなるような報告です．
修理に出していた物品などが戻ってきた時には，どのような原因で不具合があったのか，どこが直ったのか，また修理不能ならどのような理由なのか，そして上記例のような場合はどうして「使ってもよい」と判断されたのかなど，気になるところ＝報告すべきところがたくさんあります．相手がどのような報告を望んでいるか，有用な情報が自分の報告に入っているかを考えて報告しましょう．

○○さんの家族が，入院費のことで困っているみたいなんです

→（対応や状況判断を）まるなげ型

解説

思わず「それで？」と聞きたくなる報告です．「事実をありのままに」という報告の基本的なところはおさえていますが，報告されたほうは「何をしたらよいの？」となります．I-SBAR-CのBの一部とA，Rが入っていません．何をしてほしくて報告しているのかを明確にしましょう．

△△さんは家に帰りたいと言ってるんですが，奥さんは自信がないみたいで，ケアマネージャーが言うには……，でも先生は大丈夫だと言っていて……

→何を言いたいかわからない型

解説

この報告も「それで？　結局何が問題なの？」と聞きたくなります．多くの情報は持っているのですが，整理できていないため相手に伝わりにくくなっています．情報を整理してから報告しましょう．

（吹田）

2 病棟運営のノウハウ
病棟ラウンドの際の「みかた」

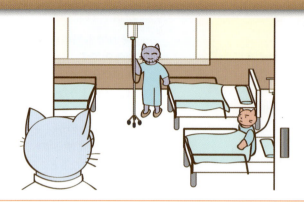

病棟ラウンドって

病棟ラウンドというと，「師長さんが患者さんの病室に行ってお話をしているあれね」と思うのではないでしょうか．まさしくその病棟ラウンドは，**師長の数多くの仕事のなかでも最重要**なものだと私は思っています．

病棟ラウンドには大きくわけて2つの種類があります（図1）．1つは患者さんの病室を訪室する**患者ラウンド**，もう1つは病棟（部署）の施設や環境をみる**病棟環境ラウンド**です．

病棟ラウンドの目的

看護師長は自分の管理する病棟（部署）で，自分が提供したいと考えている看護・療養環境が提供できているかを評価するために病棟ラウンドを行います．そしてその結果をスタッフや病院にフィードバックし，より質の高い看護の提供をめざします．

● 患者ラウンド

患者ラウンドでは，以下の3つの点をみます．

① 患者の状態，満足度をみる

患者に実際に会うことで，患者の治療の進み具合・身体状態や精神状態を知ることができます．また，身体状態は良くても，心配ごとやスタッフに言いづらいことがある場合もあります．訪室した時の患者や家族の様子からも居心地よく思っているのか，なにか不満なことがあるのかを感じ取ります．もし治療や療養に関して不満に思っていること＝トラブルの火種を発見できたなら，早めに消火することで大事にならずにすむということもあるのです．

② 看護スタッフが必要なケアを提供できているかをみる

患者の治療や状態に応じた看護ケアが提供されているか，室内は安全に配慮した環境整備ができているかを確認します．この判断をするには，病棟ラウンドをする師長自身の看護実践能力が必要となります．この視点でラウンドし評価することで，自分が提供したいと思う看護がスタッフに浸透できているかを判断できます．

③ 看護師の看護実践能力と患者対応の実際

訪室した時，患者の観察やケアをしているスタッフがいたら，退室せずケアに参加したりしながら様子をみます．そのなかでスタッフの看護技術，動き方，患者や家族への声のかけ方，接遇などをみていきます．後でそのスタッフと，観察した内容からの病状のアセスメントやケアの評価などを話す機会を持つと，お互いの良い

図1 病棟ラウンドの種類

病棟ラウンド

患者ラウンド
対象：病室の患者
- 患者の状態・満足度
- 必要なケアが提供できているか
- 患者対応している看護師の看護実践能力

病棟環境ラウンド
対象：病棟（部署）の施設・環境
- 療養環境としての安全性・快適性
  ・施設・設備の瑕疵
  ・清掃状況
  ・物品の不足，使用物の安全性
  ・人員の過不足，統率

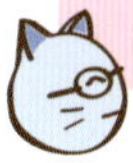

リフレクションの機会となります．

カーテン越しにでも，スタッフが患者や家族と話しているところに遭遇したら，何をどのような口調で話しているのか聞き耳をたてるのも，スタッフの患者対応を知る方法の一つです．

● **病棟環境ラウンド**

病棟環境ラウンドは，病棟（部署）が療養環境として安全で快適であるかをみます．

ハード面では施設や設備に傷んでいるところはないか，掃除が行きとどいているなど清潔は保たれているか，ケアに必要な物品は揃っているか，安全なものか，などがあります．

ソフト面では，患者に安全で必要なケアを提供するための人員は足りているか，統率がとれていなくて病棟全体がざわついていないかなど，看護師をはじめ医療従事者が働きやすい環境になっているかを評価します．

病棟ラウンド後のフィードバックはどうするか

原則，**病棟ラウンドのフィードバックはすぐに**行います．

師長が提供したいと思っている看護が実践されているかどうかを見てきているのですから，できていて満足ならポジティブフィードバックを，不足や修正が必要ならば，具体的に指示・修正していきます．師長自身がどのような看護を提供してほしいのかを具体的に伝え，それがスタッフに伝わり，看護実践が変わっていくということが，病棟（部署）の看護の質の向上につながります．

患者の不安や疑問・不満には，後にまわさずできるだけその場で対応するようにします．治療上の疑問や悩みについては，さりげなく医師に伝えるなどの対応が必要になることもあります．

病棟ラウンドを効果的にするために

病棟ラウンドは師長にとって重要な業務であることは先にも述べました．理由は，フィードバックの機会が，病棟のスタッフに師長が行いたい・求める看護を示す機会となるからです．そのためには師長は，自分がめざす看護とは何かを明確にしたうえで，病棟ラウンドをする必要があります．

（吹田奈津子）

2 病棟運営のノウハウ
他職種との連絡・調整
――部門を越えた連絡や調整

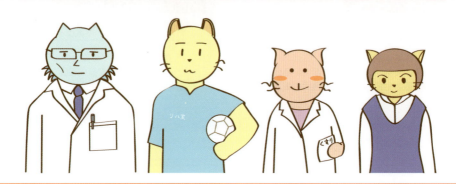

看護師が行う連絡・調整

患者に最良な治療や看護ケアを提供するためには，それぞれ専門職が持つスキルを発揮しながら，同じ目標を持つチームとして協働していくことが必須です．そのチームが協働していくために，**調整役**として活躍するのが看護師です．

そして調整するのは医療チーム内だけではなく，患者や家族との調整も含まれます．また，必要な看護ケアを提供するために必要な時間の調整や物品の調達をする時にも，連絡・調整をします．

師長（看護管理者）が行う連絡・調整

師長（看護管理者）は直接患者にケアを提供してはいませんが，病棟のスタッフが患者に最良の治療や看護ケアを提供するために必要な人員（チーム，職種）や物品，環境を調整します．例を挙げると，

> **例）** ICUでの早期リハビリテーションを安全に推進するために……
> 物品 →高機能ICUベッドを調達する
> 人員・環境 →理学療法士が入室日から介入できる仕組みをつくる

となります．

師長が行う連絡・調整の相手には，師長個人ではなく病棟として望んでいるものや事柄であると判断されるということも大きな特徴です．

他職種との連絡・調整

● 医　師

私たち看護師が医師と良好な関係を築くことは，患者アウトカムや医療者のアウトカムに肯定的な影響を及ぼす一つの要因だと考えられています．看護管理者が医師と良好な関係（＝議論し理解しあえる関係）であることは，病棟全体のメリットとなり，患者の治療・療養が円滑に進みます．その時のコツを**表1**に示します．

● コメディカル
（PT，CE，MSW，薬剤師，事務など）

医療の高度化・複雑化にともなって，さまざまな職種が治療・ケアに関わっています．治療の時期やケアの内容，患者や家族の希望によってどの職種が関わるのがよいのかを判断し調整する必要があります．

● リソースの活用 （リソースナースや，多職種連携チーム：NST・PCT・RSTなど）

多職種連携チームやリソースナースを活用す

表1 医師と良好な関係を築くコツ
1. 医師と看護師はそもそも考え方に大きな違いがあることを理解する
2. 看護師は看護師の役割（専門性の発揮など）を十分にとれているかを自問する
3. 良好なコミュニケーションスキルを身につける
4. アウトカム（治療目標・看護目標）を明確にし，共有する
5. 部署・施設内で医師との連携のシステム構築を図る

表2 アサーティブネスに必要な「あなたも私も共に持っている権利」
1. 自分の感情と意見を持ち，それを表明する権利
2. 自分の意見を主張しないでいる権利
3. 尊重され，面目を保つ権利
4. 自分の話しに耳を傾けてもらう権利
5. 自分の価値観を大切にする権利
6. 「No」と言う権利
7. 欲しいものを望む権利
8. 自分の時間や身体，所有物をどうするか決める権利
9. 失敗する権利とそれに責任を持つ権利

ることで，より専門的で効率的なケアを患者に提供することができます．患者の回復にはどのようなケアが必要かを見極めること，院内に活用できるリソースにはどのようなものがあるか，またその調整方法はどうなっているのかを知っておくことが必要です．治療に関わることなどの場合は，主治医との調整を忘れてはなりません．

外来との連絡・調整：入院時の調整

病棟管理をするうえで，入院を受け入れる時の外来との連絡・調整は必須です．病院によって調整方法は違ってくると思いますが，空床の状況や受け入れ人員の状況など，病棟の状況を鑑みたうえで入院が可能かどうかを決定していきます．ただこの場合のアウトカムは「**患者が適正な病棟に入院できる**」ということです．これを忘れず自病棟の状況と関係する医師・他の病棟の状況（師長）と調整していきます．

退院調整

退院調整を進める場合は，医師と今後の治療方針，患者・家族の意向を踏まえたうえで，さまざまな調整を行っていくことになります．調整の対象としては，転院先または訪問看護ス

テーション，その他各種社会資源を扱う官公庁など院内だけではなく，地域に及びます．退院支援看護師やMSWと協働することで，よりスムーズに進めることができます．

調整に必要なアサーティブなコミュニケーション

調整を行う時に必要なのは，自分も相手も大切にしたコミュニケーション，つまり**自分と相手の権利（表2）を尊重する，アサーティブなコミュニケーション**です．

日々の調整場面のコミュニケーションで，一方的ではなかったか，相手の権利を尊重していたかなど振り返りを重ねることによって，よりアサーティブなコミュニケーションがとれるようになります．

参考文献
1) 道又元裕 編："ICUマネジメント―クリティカルケア領域の看護管理"．学研メディカル秀潤社，2015
2) 勝原裕美子："Beアサーティブ！ 現場に活かすトレーニングの実際"．医学書院，2003

（吹田奈津子）

3 目標管理のキホン
部署目標の立て方

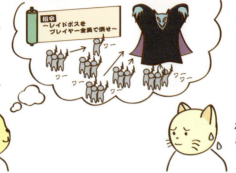

目標管理とは

目標とは，ある目的を実現するために，特定の環境や資源のもとで段階的に設定された到達点のことを言います．この目標を明確にするために，組織の強みや弱みを理解し，いまどのような課題を抱え，その課題をクリアしさらに成長していくためには，どのような方法をとることが必要なのかを考えます．そこから立案された目標に対して実践し，目標到達度を評価していくという一連の流れが目標管理になります．

目標管理は，**組織の成長・発展**のためだけではなく，その組織目標に貢献する**スタッフ個々人の成長やモチベーション向上につなげる**ことも目的としています．

目標管理の注意点

目標管理は，「組織の目標を達成する」ことと，「スタッフ個人の成長を目指す」ことの両者が組み合わさったシステムでなければなりません．いくら個々人ががんばっても組織の目標と連鎖されていなければ，組織全体の成長へとつなげることができません．

目標管理は管理者だけでなく**スタッフ全員が参加**することが必要で，組織のトップダウンによるものだけではなく，ボトムアップの機能を果たすことが重要です．

病院全体の目標に関連する看護部の目標，看護部の目標に関連する部署目標，部署目標に関連するスタッフ個々人の目標を順に立案するというように，上位目標達成のためにより具体的な目標へと変化しながら連鎖していきます（**図1**）．

部署目標の立て方

部署目標を立案する前に，病院の理念・方針はもちろんのこと，病院全体の年間目標，看護部の目標を理解しておくことが必要になりま

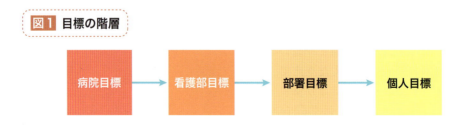

図1 目標の階層

表1 SWOT分析・クロス分析

理念・方針		外部環境分析	
		③ 機会（Opportunity）	④ 脅威（Threat）
		チャンスとなる環境または環境変化	不利な環境または環境変化
内部環境分析	① 強み（Strength）	**積極的攻勢（①＋③）**	**差別化戦略（①＋④）**
	得意とすること，他に比べて優れていること	強みで取り込める事業機会の創出 →機会に対して強みを活用し，積極的に攻める	強みで脅威を回避または事業機会の創出 →強みを活用し，脅威となる環境を回避する
	② 弱み（Weakness）	**段階的施策（②＋③）**	**専守防衛または撤退（②＋④）**
	不得意とすること，他より不利なこと	弱みで事業機会を取りこぼさないための対策 →チャンスとなる環境を活用し，弱みを補完する	弱みと脅威で最悪の事態をまねかない対策 →弱みと不利な環境が重なることで最悪な事態をまねかないようにする

す．病院全体，看護部の目標を達成させるために，自分たちの部署では何ができるのか，自分たちの部署のあるべき姿はどのようなものかを考えます．そのためには，部署の特殊性を理解し，部署の存在意義を明らかにすることが大切です．

どのような目標が必要なのか

目標設定では，**「どのような目標が必要なのか」** を考えることが第1の手続きとなります．この「どのような目標が必要なのか」を把握するためには，部署の現状分析をして課題を抽出する作業が必要になります．

この作業によく用いられる手法として **SWOT分析・クロス分析** があり，戦略的目標の設定に有効な手法となります．

● SWOT分析

SWOT分析とは，

Strength……………強み
Weakness…………弱み
Opportunity………機会
Threat……………脅威

の頭文字をとったものです．内部環境分析（強み・弱み）・外部環境分析（機会・脅威）の結果から，病院または部署の課題を抽出し，重点的に取り組む課題を導き出します．その課題から戦略テーマを設定し，そのテーマを実現させるための戦略目標を立案します．

● クロス分析

クロス分析では，SWOT分析で抽出した内部環境の「強み」と「弱み」，外部環境の「機会」と「脅威」の4つをクロスさせて，具体的な戦略の方法を導き出します（表1）．

● 戦略マップの作成

このようにSWOT分析・クロス分析で抽出された目標は，**「顧客（患者）の視点」「財務の視点」「内部プロセスの視点」「学習と成長の視点」の4つの視点で整理して戦略マップを作成** します（25ページ参照）．戦略マップの作成は手間と労力がかかりますので，SWOT分析・クロス分析を行うだけでも部署の現状が見えやすくなり，部署目標を立てる手助けになります．

これらの分析を行う前に必ず病院・看護部の目標を確認し，上位目標と部署目標がリンクしている形になるよう注意しましょう．また，日常的に部署の管理データ（患者情報やケアの質評価となるデータなど）を集積しておくこともお勧めします．そのデータが他の病院に比べて

表2 目標立案の例

大目標	小目標	具体的手段
褥瘡予防ケアの充実を図る	①褥瘡予防ケアについて理解する	●リンクナースが褥瘡予防ケアについての勉強会を開催する ●勉強会後に理解度チェックとして小テストを全員が全問正解できるまで実施する
	②統一した褥瘡予防ケアを実施する	●褥瘡予防対策係を選出する ●係が中心となってマニュアルの作成をする ●完成したマニュアルの説明会を開催する ●マニュアルに沿った行動ができているか全員の監査を行う
	③褥瘡発生率が1.0％以下となる	●褥瘡発生時に報告書を提出する ●毎月褥瘡発生率を算出する ●前年度の褥瘡発生率との比較を行う
	⋮	⋮

強みになっているのか，弱みになっているのか正確に判断できるよう一般的な情報を得ておくことも必要になります．

これらのプロセスにおいて，管理者だけでなくスタッフを交えてさまざまな意見を出しながら部署の課題を抽出し目標設定をしていくことにより，部署の活性化にもつながります．

どのように目標を示すのか

部署の目標が明確になったら，次に第2の手続きとして「**どのように目標を示すのか**」を考えます．せっかく部署の課題が抽出され何が必要なのかがわかっても，示し方によっては中途半端に終わってしまうことや，正確な評価につながらないなどの事態をまねくことがあります．目標は達成可能であり，1つの目標に複数の内容が含まれていないこと，目に見える形で測定可能な数値目標を設定するなどの配慮をします．

たとえば，ある部署は褥瘡発生率が高く，次年度の目標として「褥瘡予防ケアの充実を図る」という目標を立てました．これだけでは，実際にどのような行動を起こし，そしてどのような結果が得られたらケアの充実が図れたと判断できるのかわかりません．では，どのように目標を示すとよいのでしょうか．目標をより具体的な行動レベルに落としたいくつかの小目標に分けて示し，さらに具体的手段を示すことで正確な評価が可能になります．

表2の例では，大目標から小目標に具体化していますが，「大目標」→「中目標」→「小目標」の3段階に分割することで，より具体的な目標に落とし込むことができます．さらに具体的手段では，その目標達成のために活動するグループを編成することによって，誰がどのように行動すればよいのかが明確になります．このようなグループを編成することを「**組織化**」と言い，そのグループに所属するスタッフの活動は，それぞれの自己目標にもリンクします．

具体的手段まで立案したら，さらに実施日（月），評価の視点（数値目標など），評価日を設定しておくことによって，目標到達の判定が可能となります．部署目標を具体的に示すことによって，スタッフ個々人がどのような行動を起こしたらよいのか理解でき，目標達成により近づけるようになるのです．

（植村 佳絵）

参考：戦略マップの作成例

● SWOT分析・クロス分析（例）

【看護部の理念・方針】 1. 2. 3.	③ 機会（Opportunity） 1. すべての診療科に対応しているため，幅広い知識と技術を獲得することができる 2. 面会時間の拡大により，患者の家族と関わる機会が増加	④ 脅威（Threat） 1. 緊急入院，医療機器装着，安静などにより，せん妄を起こしやすい 2. 重症患者が多く，易感染状態となりやすい
① 強み（Strength） 1. 多職種参加型や患者参加型のケアカンファレンスを実施し，ケアの充実を図っている 2. 手指消毒薬の使用量が多い	**積極的攻勢（①+③）** S-1 + O-2 多職種参加で家族ケアカンファレンスを開催し家族ケアの充実を図る	**差別化戦略（①+④）** S-2 + T-2 感染予防対策の徹底を図る
② 弱み（Weakness） 1. すべての診療科に対応しているため，さまざまな知識・技術が必要であり，学習が大変である 2. 緊急の対応が多く，多重課題となり，インシデントが起こりやすい	**段階的施策（②+③）** W-1 + O-1 各科の学習マニュアルを作成する	**専守防衛または撤退（②+④）** W-2 + T-1 せん妄看護についての学習会を企画・運営する

● 戦略マップ（例）

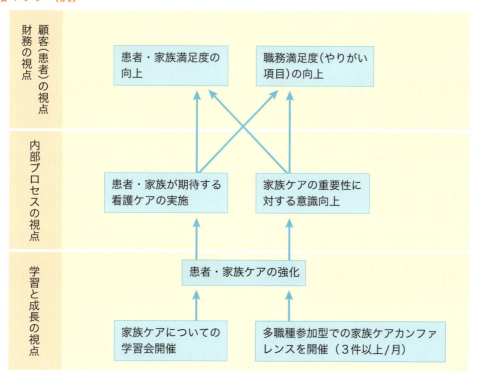

3 部署目標の伝え方

目標管理のキホン

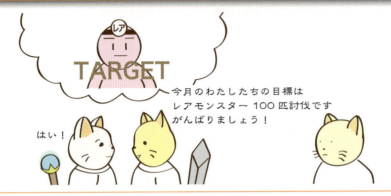

部署目標を伝える必要性

　組織は管理者を含めてさまざまな成員で成り立っています．一人一人の看護師経験やライフサイクル，働き方などさまざまであり，目標も人それぞれ異なると考えられます．

　しかし，一人一人がまったく違った目標を持ち，別々の方向を向いてしまったら，部署の成長につなげることができませんし，結束力も強まりません．組織（部署）に所属する以上，皆が同じベクトルに向かって一丸となり，目標達成のために行動することが重要であり，部署が成長していけるかというとても大きなポイントとなると言えます．そのためには，**管理者が向かうべき道筋をスタッフ個々が理解できるよう示していく**必要があるのです．

部署目標を伝える場

　部署目標は，その部署に所属するスタッフ全員が理解する必要があります．このことは，自分たちがどのような行動をするべきなのか，それぞれの個人目標を考える道筋にもなります．そのため一人一人に確実に伝えなければなりませんが，個々に何度も説明するのは時間もかかりますし，非常に難しいことです．そこで，多くの病院で行われている**部署会議（病棟カンファレンス）の場を使って伝える**ことがスムーズな方法であると言えます．

　しかし，会議の時間帯に勤務しているスタッフもいますので，これらのスタッフには個別で伝える時間を設ける必要があります．また，言葉で伝えるだけではなく，**紙面で配布**することや，**誰もが目につく場所に掲示**しておくことなどで，いつでも確認でき，常に目標を意識して行動していくことができます．

部署目標の伝え方

　部署目標を伝える前に，目標管理の意義・目的について，スタッフ全員が理解できているか確認する必要があります．この意義・目的を理解しないままに「さあ，目標達成のために一丸となって頑張りましょう！」と管理者が言っても，スタッフにとってはただのトップダウンで，やらされ感が増してしまうだけではないでしょうか．**目標管理について皆が正しく理解したうえで部署目標を伝えたほうが，スタッフ一人一人のモチベーションや行動力の向上に効果的**であると考えます．

　部署目標を伝えるうえで，なぜこの目標が立案されたのかその根拠を伝えることが重要となります．部署目標はその上位目標である看護部の目標とリンクされているため，まずは看護部

図1 部署目標を伝える手順

```
目標管理の意義・目的をスタッフ全員で確認させる
          ↓
看護部の現状と，看護部目標を伝える
          ↓
部署の現状分析と，部署目標を伝える
```

の目標について伝えます．看護部は今どのような状況にあるのか，そこからどのようなことを期待して看護部の目標が立てられたのか，経緯と共に目標を具体的に伝えます（図1）．

そして私たちの部署の現状分析から，看護部の目標を達成するためにできることを検討し立案した部署目標を伝えます．ここで重要となるのは，**昨年度の部署目標の達成度や得られた成果についての具体的な評価内容，さらにその評価から導き出された部署の課題も示すこと**です．昨年度の活動で「できたこと」については，それを強みとして次へのエネルギーに変える必要がありますし，「できなかったこと」つまり課題については，どのように行動すれば実現していけるのか具体的な計画を再度練っていく必要があります．目標は1年で終了というわけではなく，評価・修正を加えながら繰り返し実施していくこと「PDCAサイクルを回す」ことが大切なのです（64ページ**「PDCAサイクルの使い方」**参照）．「できなかったこと」というと，ネガティブなイメージになりがちですが，これも部署のさらなる成長のチャンスと考えて，前向きに示していくとよいのではないでしょうか．

部署目標は，実際にスタッフが行動すべき具体的内容になりますので，目標とともに具体的手段，評価の視点（数値目標など），評価日などを詳細に説明することで，一人一人がどのように行動していけばよいのかイメージがしやすくなります．

部署目標は年度初めに一度伝えるだけでは，継続的に意識して行動していけるわけではありません．**日常的に繰り返し伝え，方向性が見失われないように働きかける**ことも，上司としての役割であることを理解しておくとよいでしょう．

（植村 佳絵）

コラム

「参画」の効果

スタッフ自身が，部署目標を「自分の目標」と感じるためには，目標立案に参画させることがもっとも効果的です．もし，「目標は師長・主任で立案するもの」というルールがあるのであれば，リーダーだけでもかまいません．あるいは行動目標レベルの立案でもよいのです．部署目標にスタッフの意見やアイデアを少しでも取り入れるよう（少なくとも，スタッフが「自分の意見が入っている」と感じるよう）目標伝達の際には，スタッフの意見を聞き追加あるいは修正する柔軟さを示しましょう．言うまでもなく，スタッフの意見を取り入れた目標の達成度は，思った以上に高くなります． （濱本）

3 目標管理のキホン
個人目標の支援

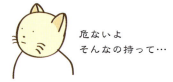

個人目標の支援をする前に意識しておくこと

部署目標を立案してスタッフ全員に伝え理解が得られた後は、それぞれの個人目標を立案していきます。スタッフの**個人目標は、上位目標である部署目標とリンクし、部署目標を達成するための手段**になっていなければなりません。スタッフ個々がばらばらな目標を立案していては、部署として成果を上げることにつながりません。そのことを十分理解したうえで支援していくことが必要となります。

部署目標と個人目標の連鎖

部署目標別にチーム編成をして、スタッフ全員が所属するチームを決めておくと、それぞれの役割に対して個人目標が立案され、部署目標とリンクでき、部署目標と個人目標が連鎖された形となります（図1）。その場合に看護師長は、それぞれのチームに所属するスタッフにどのような役割を担ってほしいのかを十分に伝え、スタッフ個々の能力に合わせた目標設定を支援していきます。

個々の能力に合った目標設定

部署に所属する看護師は、看護師経験年数や部署経験年数、現在のライフサイクルなどにより、期待される能力がそれぞれに異なります。看護師経験年数別では、クリニカルラダーを採用している病院が多いと思いますので、それぞれの**ラダーレベルに合わせた目標設定ができるよう支援する**ことが重要です（表1）。

また、看護師経験が豊富であっても部署経験年数が浅い場合には、部署の業務に対する慣れ具合によって目標設定のレベルを少し下げる配慮が必要となります。目標の設定は、容易に達

図1 部署目標から個人目標に落とし込むイメージ

部署目標①：褥瘡予防ケアの充実を図る
→ 褥瘡対策チーム
→ 個人目標　個人目標　個人目標

部署目標②：口腔ケアマニュアルを作成する
→ 口腔ケアチーム
→ 個人目標　個人目標　個人目標

表1 看護師のクリニカルラダーにおける各レベルの定義（日本看護協会）

ラダーレベルⅠ	基本的な看護手順に従い必要に応じ助言を得て看護を実践する
ラダーレベルⅡ	標準的な看護計画に基づき自立して看護を実践する
ラダーレベルⅢ	ケアの受け手に合う個別的な看護を実践する
ラダーレベルⅣ	幅広い視野で予測的判断を持ち看護を実践する
ラダーレベルⅤ	より複雑な状況において，ケアの受け手にとっての最適な手段を選択しQOLを高めるための看護を実践する

成しうる低すぎる内容では個人の成長につながりませんし，かといって能力以上のことを求めるのは，結果的に達成不可能となった場合にモチベーションの低下をきたす恐れがあります．スタッフ一人一人の実践能力やライフサイクルなどをしっかり理解したうえで，目標設定の支援をしていくことが重要となります．

目標達成のための手段を具体的にする

目標立案時に**具体的な手段と評価日を設定**しておくと，目標達成に向けて計画的に進めることができます．具体的な手段は，自分がどのような行動を起こすことで成果が得られるのかを明確にすることができます．具体的な手段を明確にしていなかったために，気がついたら一年何も進まず計画倒れになってしまった，なんていう事態になることもあります．具体的な手段は，そのスタッフの能力や抱えている業務量を見きわめ，負担なく進められるように設定していくよう支援します．

曖昧な評価指標にしない

個人目標は部署目標と同様に，達成度を定期的に評価していきます．目標の達成度を評価するためには，誰が行っても同じ評価になるよう な客観的なデータを用いることが必要となります．そのためには，一つ一つの目標に対して**成果指標（目標値）**の設定をしておくことが重要です．「なんとなくここまでできたから達成できた」なんていう感覚的で曖昧な評価をしているスタッフも多くいるのではないでしょうか．それでは個人の裁量で評価が異なってきますし，なにより正確な成果を測ることができません．目標をどのように評価していくのかも目標立案時の大切な作業になります．それを支援することも看護師長の役割になります．

事例紹介

ここまではスタッフの個人目標を立案する時の支援について概要を説明してきました．次ページでは，支援によってスタッフの目標が改善された具体的な事例を紹介していきます．

（植村 佳絵）

事例紹介（個人目標の支援）

事例1　自分の能力に合っていない目標
（ラダーレベルⅢ　Aさんの例）

【改善前】

目　標	具体的手段
病棟の物品管理をする	① 毎月物品の定数をチェックする ② 物品ごとの定数表示をする

- ラダーレベルⅢのAさんにとっては低すぎる目標設定
- 係の決まった仕事を行うのはできて当たり前のこと
- 病棟の物品管理をすることで期待される結果が明確ではない

【改善後】

目　標	具体的手段
余剰物品を削減する	① 各物品の使用量をチェックする ② 各物品の使用量から定数の見直しをする ③ 見直した定数による物品の過不足を再評価する

解　説

　改善前の目標設定では，係のルーチン業務を行うだけになっています．ラダーレベルⅢのAさんにとっては「できて当たり前」の低い目標設定と言えます．Aさんの能力から考えると，部署の問題点を抽出し，そこから改善策を提案できるというところまで期待したいですね．

　そこで看護師長はAさんにラダーレベルⅢはどのようなことが求められるのか役割期待について話しました．そして，Aさんになぜこの目標が必要だと思い立案したのか，期待される結果は何になるのか，Aさん自身の考えを引き出しました．Aさんは，病棟にある物品の定数が多すぎて期限切れになってしまうことが問題であると日々考えていたそうです．その問題提起からラダーレベルⅢのAさんにできることを考えてもらい，目標と具体的手段を改善することができました．

　スタッフが自分の能力や期待する到達レベルを理解して目標設定できるよう支援することが，上司の役割になります．

事例紹介（個人目標の支援）

事例2　自分自身の目標になっていない
（新人指導担当のBさんの例）

【改善前】

目　標	具体的手段
新人が技術経験項目8割以上を経験できる	① 毎月技術チェック表を確認する ② 新人が技術経験項目8割以上となるよう指導する

- 新人が主語の目標になっている
- 新人指導者としての自分自身の成長につながるような目標設定になっていない

【改善後】

目　標	具体的手段
新人指導の充実を図る	① 新人の技術経験計画表を立案する ② 技術経験計画表をスタッフ全員に伝達する ③ 新人の技術経験状況を毎月確認する ④ 年度末に技術経験計画表の評価・修正を行う

解　説

　改善前の目標設定では，新人指導を担当するBさん自身の目標というよりは，新人の目標になっています．新人指導の役割を通してBさん自身がどのように成長できるかという視点になるよう修正する必要があります．

　看護師長は，新人指導者として期待することをBさんに話し，新人が成長できるためにBさんができることは何か，Bさん自身がどのような指導を行っていきたいのか十分話しあいました．Bさんは，新人がスムーズに技術経験できるような指導体制が整っていないことや，病棟全体で新人を育てようという雰囲気が欠けていることを問題に思っていました．看護師長が支援することで改善後のような目標設定に修正し，Bさん自身の指導者としての役割発揮を目指した目標設定になりました．

　個人目標は部署目標達成のための目標でもありますが，実際に目標達成のために行動する各個人の成長にもつながるような視点を置くことが重要になります．

事例紹介（個人目標の支援）

事例3　評価の視点が曖昧な目標
（褥瘡予防対策担当のCさんの例）

【改善前】

目　標	具体的手段	評価の視点
褥瘡予防ケアの充実を図る	① 褥瘡予防ケアの勉強会を開催 ② 褥瘡予防ケアを実施する	① 褥瘡予防ケアの知識の獲得 ② 褥瘡予防ケアの効果がみられる

- 褥瘡予防ケアの知識の獲得をどのように評価するのか明確ではない
- 褥瘡予防ケアの効果をどのように評価するのか明確ではない

【改善後】

目　標	具体的手段	評価の視点
褥瘡予防ケアの充実を図る	① 褥瘡予防ケアの勉強会を開催 ② 褥瘡予防ケアを実施する	① 褥瘡予防ケアに対する知識チェックで全員が合格する ② 褥瘡発生率が1.0％以下となる

解　説

　改善前の評価の視点では，褥瘡予防ケアの勉強会を開催し，その効果を評価するための視点が曖昧で，正確な評価ができません．また，褥瘡予防ケアの実施によって得られる効果についても，曖昧な表現により評価が「なんとなく……」で判断することになってしまいます．

　看護師長はCさんに対して褥瘡予防ケアを行うことで何を期待するのか，期待する結果を目標値（数値）で設定することにより評価が正確にできることを伝えます．改善後の評価の視点では，褥瘡予防ケアの勉強会開催後の知識獲得状況が数値で判断できますし，褥瘡予防ケアの実施による効果は褥瘡発生率で判断できますので，具体的な（たとえば前年度より改善した数値）指標を決めておくことで効果を測ることができます．

　スタッフ（特に経験が浅いスタッフ）は，曖昧な評価の視点を設定しがちになるため，評価（成果）は目に見える形で表現できるようにアドバイスしていくとよいでしょう．

事例紹介（個人目標の支援）

事例4　目標と具体的手段が混同している
（新人勉強会で心電図の担当になったDさんの例）

【改善前】

目　標	具体的手段
心電図セミナーを受講する	① 外部の心電図セミナーを受講する ② 心電図に関する参考書を読む ③ 新人勉強会で心電図波形について説明できる

- 目標が具体的手段になっている
- 期待する成果が見えにくい
- 心電図セミナーを受講しようと思った動機が明確に示されていない

【改善後】

目　標	具体的手段
心電図についての知識を深め，新人に指導できる	① 外部の心電図セミナーを受講する ② 心電図に関する基本的知識について資料を作成する ③ 新人勉強会を開催する ④ 勉強会後に指導方法について評価をして，次年度の指導方法を検討する

解　説

　改善前の目標は，「心電図セミナーを受講する」という目標自体が具体的手段のようになっています．心電図セミナーを受講することによって何を期待しているのか，受講しようと思った動機を明確にする必要があります．そこで看護師長はDさんに「なぜ？」このセミナーを受講しようと思ったのか，その動機について語ってもらうよう促しました．新人指導をするにあたり，自分自身もスキルアップしたいと考えたようで，そのことが本来の目標（目的）であったことに気がつくことができました．改善後の目標では，自分自身のスキルアップとともに，得られた知識を新人指導に活かすという明確な目標へと修正することができました．

　目標立案は，「何をするか」も大切なことではありますが，「どうなりたいか」成果を明確にしておくことで，自分自身の行動すべき道筋がぶれることなく，目標達成のために進むことができるのではないかと考えます．

（植村 佳絵）

3 目標管理のキホン
スタッフ面接のコツ

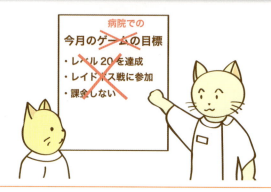

まずは面接前の準備をしっかりと

スタッフ面接を効果的な場にするためには，事前準備なしに進めることはできません．面接は業務中や休憩中の会話とは違い，改めてその場を設けて話すというスタッフにとってはある程度緊張する場になると考えられます．準備のポイントを表1にまとめました．上司がスタッフのことをよく理解していることで，スタッフ自身が安心感を得られ，上司に対する信頼にもつながると考えます．面接はその場の一発勝負ではなく，常日ごろから信頼関係を築いておくことも重要なポイントだと感じます．

面接でなんでも話せる雰囲気をつくるコツ

面接は，上司と二人きりで話すというスタッフにとっては緊張の場になるかもしれません．一方で，緊張する場でありながらも，二人きりでゆっくり話せる機会となりますので，ふだん言えないことも言える場であるという利点もあります．できるだけリラックスして話しやすい雰囲気づくりをしたいものです．面接が始まっていきなり「目標はどうするの？」「進み具合はどうなの？」などと聞くのは，唐突すぎてスタッフも身構えてしまいます．面接はその導入の仕方が肝心であると考えています．

私自身が心掛けていることとしては，まず本題に入る前にスタッフの体調を気にかけたり，プライベートで大きなイベントがあった場合には，そちらの状況を確認したりするなど近況について話すとリラックスできるように感じます．

スタッフの緊張がほぐれたところで本題に入りますが，スタッフは「何を話すのだろう…」と上司の出方を探って受け身になってしまうことが考えられますので，本日の面接の目的（何を確認し合って，何を決めていくのかなど）を初めに説明すると，面接の流れが把握でき，自発的に発言してくれるようになります．スタッフ主導で話せる場にするよう心がけることも大切なことです．

さらに，業務が忙しく，患者さんのことが気になってしまっていては面接に集中できないですし，話したいことをすべて話せなくなってしまいます．時間に余裕をもたせることも重要なポイントになります．

スタッフのやる気を高めるコツ

看護師一人一人の仕事に対する価値の置き方や働き方はさまざまだと言われていますが，組

表1 面接前の準備のポイントと工夫

環境	● 静かにゆっくり話ができる場所 ● 面接中に他のスタッフが出入りするような部屋はできるだけ避ける
時間	● 勤務時間（人員が確保でき業務に支障をきたさない時間）が望ましい ● 事前にスタッフ全員の面接予定表を作成して提示しておく
スタッフ	● 常日ごろからスタッフ一人一人の仕事ぶりをしっかり見て，それぞれの強みや弱みを理解しておく ● 実践能力だけでなく，今までに経験してきた役割担当や研修受講状況，さらに個々のライフサイクルなどを把握しておく ● スタッフが委員会に所属している場合は，担当師長（委員長）にスタッフの活動状況を確認し，部署外での業務状況を把握する

織に所属する以上は，それぞれの立場での役割を発揮することが求められます．とにかく看護師として成長できるよう頑張りたいと思っているやる気のある人，プライベート重視で仕事は生活のためと割り切っている人などさまざまですね．そのすべての人のやる気を引き出すことは上司の腕の見せどころと言えるでしょう．

目標はスタッフの合意の下で設定することが大前提となります．"やらされ感"を感じさせず，自分なりにやるべきことが明確になり，頑張ってみようと思わせるのがポイントです．

さらに，目標設定時に**具体的な手段と評価の視点を明確に**しておくことで，途中途中の評価で目に見えて成果が現れていることがわかると，「やって良かった」と思え，俄然やる気につながります．そのためには，成果が出せるように取り組める環境づくりのサポートをすることも看護師長の役割となります．また，サポート体制をとっていくことをスタッフに伝えることで安心して取り組めるようになると考えます．

スタッフに対して目標達成度を確認する場合に，「○○ができていなかった」ではなく「○○まではしっかりできていたね．さらに○○までやれるとなお良くなるんじゃないかな」などといったように，否定するのではなく，できているところは認め，さらに良くなるための方策を一緒に考えられるとスタッフのやる気にもつながります．また，**一人一人の努力によって部署に貢献できていることをしっかり伝えていく**こともやる気を高めるうえで重要なことだと思います．上司が日常業務のなかでスタッフの行動をしっかり見て，頑張っている姿を理解し，それを伝えることで，自分のことを見ていてくれて，頑張りを認めてくれると感じることができます．人から認められ，自分の存在意義を確認できることは，とても大事なことだと思います．

常日ごろからスタッフ全員の目標と進捗状況を確認しておき，随時面接を追加するなどの配慮をしていくと，年度末に大きな成果が得られ，これからのやる気にもつながるのではないでしょうか．

参考文献

1) 原 玲子："スタッフのやる気を引き出す目標管理の実践・評価ワークブック"．日本看護協会出版会，2014
2) 平井さよ子："看護職のキャリア開発 転換期のヒューマンリソースマネジメント"．日本看護協会出版会，2012
3) 井部俊子，中西睦子 監／木村チヅ子，村上美好 編："看護管理学習テキスト 第2版 看護マネジメント論"．日本看護協会出版会，2011

（植村 佳絵）

事例紹介（困ったスタッフ・困った状況）

事例1　やりたいことが見つからないDさんの例

看護研究とかもやりたくないし，ラダーを上げたいって思わないし，このままで十分です．特にこれっていうやりたいこともないですし．どうすればいいですかね．
係の仕事はちゃんとやりますけど，その目標を挙げればいいですか？

対　応

　経験が豊富で病棟では指導的立場にあるDさんですが，自分自身がさらに成長していくための意欲があまり感じられません．しかし，本当にDさんは何もやりたくないのでしょうか．自分自身が成長していくためにどのような行動を起こしたらいいのかわからないだけかもしれません．また，何かにチャレンジすることは非常に労力がいりますし，失敗を恐れてなかなか踏み込めない可能性もあります．

　看護師長はDさんの日ごろの仕事ぶりを見ていて，患者の個別性に合わせた看護ケアを選択しているところや，ケアを改善するための問題意識を持っているところに着目していました．そこで看護師長はDさんの業務にあたる姿勢の素晴らしさを伝え，いま問題に思っていることを改善するための方法を見つけてみたらどうか，そして研究としてまとめてみてはどうか提案してみました．Dさん自身もケアの質向上のために何か行いたいと思っていましたが，どのように行動したらよいのか，また研究の進め方もわからず，ただ大変でやりたくないと思っていたとのことでした．単に方法がわからず前に進めなかったDさんの思いを確認することができたので，支援体制を十分に整えることで無理なく進められるような計画をDさんと一緒に考え，目標立案に至りました．

　やりたいことが見つからないスタッフに対してどのような支援をするとよいのか．人それぞれ状況が違うと思いますが，一人一人のスタッフの業務姿勢をしっかり見て，強み・弱みを把握しておくことで，一緒に何をしていくとよいのか考えることができます．さらに，目標達成のための支援体制を整え，安心感が得られるような支援をしていくことが，上司の重要な役割となります．

事例紹介（困ったスタッフ・困った状況）

事例2　自分自身より他者を重点において考えるEさんの例

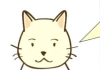

最近気になっていることが……2年目の子たちがなかなか成長していないですよね．
ちゃんと勉強しているのかなとか思うし，みんなも新人に気をとられて2年目を放置しているし．
なんとかしてほしいです．

対応

　病棟では指導的立場にあるEさんですが，後輩の成長がみられないことに対して不満を感じています．そして，Eさん自身が教育していきたいというよりは，病棟として何とかしてほしいと思っている様子です．目標面接の時に，他者の情報を得ることも多々ありますが，面接の目的として面接を受けるスタッフが部署に貢献でき，自分自身の成長につながるためにはどのような行動をとっていけばよいか，上司と話していく場であると考えます．「自分自身がどうすべきか」を考える機会となり，今後の方向性を確認しあう場としていきたいですね．
　そこで看護師長はEさんがなぜそのように思ったのか詳しく話を聞くと，病棟の新人教育に対する教育体制は整っているのに，2年目以降の教育体制が整備されていないことを問題視していました．Eさん自身の問題意識の高さを認め，さらにEさんなりにどのようにしたら問題が解決されるか自分自身のすべき行動について考えてもらいました．Eさんは指導者として教育プログラムを作成してみようかと考え，そのことにより自分自身も指導者として成長できるのではないかと話してくれました．
　自分自身の面接でありながら，他者の問題へとすり替わってきてしまうこともよくあることです．そんな時は，自分を主語において考えられるよう軌道修正することによって，良い方向にベクトルを変えることができます．

（植村 佳絵）

4 インシデント発生時の動き方

ここまでやろう，トラブル対応

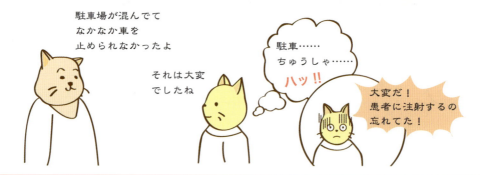

インシデントとアクシデントの定義とレベル区分

患者影響からみたインシデント・アクシデントの定義は，施設によって多少違います．一例として 表1 に示します．

レベルごとのインシデント・アクシデント発生時の対応と注意点

すべてのインシデント・アクシデント発生時は，当事者が当該部署の師長・主任に報告し，インシデント・アクシデントレポートを作成し，医療安全管理部門（医療安全責任者）へ提出します．

重大な医療事故が発生した場合（レベル3b～5）は，ただちに医療安全管理部門（医療安全管理者）に連絡します．医療安全管理部門は病院長に連絡し，その後は対応指針にそって対応を行います．特に死亡事故の場合は，解剖や警察への連絡など病院としての迅速な判断が必要になります．

事故の聞き取り調査は，事故後3日以上経過すると記憶があいまいになるため，できるだけ迅速に行います．

結果がそれほど重大でない有害事象（レベル0～3a）は，報告をもとに当該部署の師長・主任と医療安全管理部門（医療安全管理者）とで以下を検証します．

- インシデント・アクシデント情報の収集，分析，対策
- アクシデント発生時の初期対応とRCA（補足※1参照）などを用いた原因の分析
- 結果内容の安全委員会への報告

医療事故・有害事象の対応は

いついかなる事故であっても，**患者の生命および健康と安全を最優先**に考えて行動し，救急処置をはじめ，療養上の最善の処置を行うことが重要です．

ここでの対応の遅れは，患者の生命や予後に大きな影響を与えます．日ごろから，緊急コールの方法やその行動について，スタッフ全員に周知し，救急カートの点検や救命処置の教育を行うことが大事です．

本文補足

※1
RCA（root cause analysis）：問題や事象の根本的な原因を明らかにすることをねらいとする根本原因分析．手法として「なぜなぜ分析」などが挙げられます．

表1 インシデントとアクシデント

1. インシデント： まちがった行為が発生したが，患者に実施されなかった	
レベル0a	仮に実施された場合でも，その影響は軽度である
レベル0b	仮に実施された場合でも，重大な影響が生ずる可能性がある
2. アクシデント：まちがったことが発生し，患者に実施された	
レベル1	事故により患者に実害はなかった
レベル2	事故により患者への観察の強化，検査の必要が生じた
レベル3a	事故により軽度の治療，処置を必要となった
レベル3b	事故により濃厚な治療，処置が必要になった
レベル4	事故により深刻な病状悪化，障害が残る可能性が生じた
レベル5	事故により死亡した

表2 家族への説明

1. 事故発生時の最初の説明は，できるだけ迅速に何が起こったかを話すことが肝要で，「どのように」や「なぜ」といった詳細な説明は，有害事象の原因が確定するには時間がかかるため，後でもよい．
2. 医療者からの一方的な説明でなく，双方向のコミュニケーションが大事であり，説明の場には師長もしくは主任が同席し，家族の思いを傾聴し記録に残す．
3. 過失が明らかな場合は，そのこと自体は正直に説明し謝罪すべきであり，医療従事者による率直な謝罪の言葉はきわめて重要であるが，当事者を前面に立たせるのではなく，師長が対応したほうがよい．この場合の説明の際には，医師や病院の医療安全管理者との連携が必要である．
4. 過失かどうかすぐに判断できない時でも，患者・家族などの心情に対する配慮は必要である．
5. 診療科の医師によって，今後の治療方針や，予想される経過の見通しについて説明する．

● 患者の救命，健康被害を最小にくい止めることが最優先

患者が心肺停止の場合は，一次救命処置および二次救命処置を行います．患者がショック状態や急変の場合にも，すばやく応急処置を行うとともに，その病態を判断して対応しなければなりません．

一見，重症でないと思われる場合でも，あとで重症化することがあるため，それに備えてモニタを装着し，バイタルサインの定期的な測定や救急カートの準備を行います．また，集中治療室や重症個室など観察が強化できる病室に搬送し，急変時にただちに対応できる体制をとります．

● 医療事故発生時の連絡・報告

重大な医療事故が発生した場合は，当事者は各部署の師長に連絡します．

連絡を受けた師長は，医療安全管理部門（医療安全責任者）に連絡します．

● 迅速かつ真摯な患者・家族とのコミュニケーション

患者への配慮として，救命処置を行う際には，必ず説明を行い，絶えず言葉がけを行います．さらに，重大事故の場合は，ただちに家族に急変があったことを連絡し，できるだけ早く来院してもらい，事実関係と今後の治療方針について説明します（表2）．

● 真相の究明と，再発予防策に努める

時系列に事象関連図を作成し，要因を考えます．事象の流れを図示することにより，把握が容易になります．

そして，情報不足や不明点を洗い出すとともに，背景要因（なぜそうなってしまったか）を考えるのを支援します．当事者のプロセスを理解し，根本的な要因を考えます．

重大事故の場合は，医療安全管理部門とともに事を進めます．

● 医療事故当事者となったスタッフへの配慮

特に重大な医療事故が発生している場合には，事故の当事者は自責の念などから，精神的に混乱状態に陥る可能性があります．このため，**精神的なサポート**を行い，通常の勤務に従事させないほうがよいと判断される場合には，師長と相談のうえ，当事者を現場から離す措置を行う必要があります．特に，この措置を休職などで行う際は，シフトの変更などを行います．

（山本 明美）

4 ここまでやろう，トラブル対応
事実確認

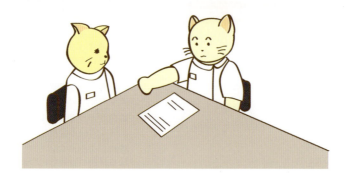

　インシデント・アクシデントが発生した時，「何がどのように発生したのか」という原因究明のため，当事者から直接話を聞く「**インタビュー**」が必要になります．

　しかし，発生直後においては，当事者は自責の念や，自信喪失，不安，恐怖などさまざまな思いで混乱しているため，インタビュー時の雰囲気や言葉のやり取りによって，当事者を追い詰めることになり，場合によっては精神的な苦痛を与えてしまう場合があります．

　したがって，決して**個人を責めるものではなく，システム的に事実を分析し再発予防に最善を尽くすためのインタビュー**であることを伝え，原因を究明し当事者への配慮ある効果的なインタビューを行うことが重要になります．

事実確認に際しての注意事項

　記憶は時間で変遷するため，重大なインシデント・アクシデントの場合，インタビューの時期は**できるだけ早い時期**がよいです．

　事実を明確にするため，**核心の部分についてははっきりと**聞きます．

　質問の受け答えがまとまらない場合は，インタビューの質問方法を変えて聞きます．インタビューの過程で，質問がうまく伝わらず，返答がちぐはぐなものになる場合があります．対策として，以下を心がけるようにします．

- 話しやすい雰囲気をつくる（責める態度は，決して出さない）
- 質問方法は，オープンなものとクローズなものを併用する
- 言い分を十分表出できるように，声をかける（例：「他に何か気になったことはなかったですか？　気になったことは，どんな小さなことでもよいので聞かせてください」）

インシデント・アクシデント発生後のインタビューの実際

　表1にインタビュー時とその前後にやるべきことや留意すべきことを，時間軸にそって示します．

スタッフに過剰な「責められ感」を抱かせないための工夫

● 環境を整える

　時間に余裕を持ち，静かな個室を準備し，静かに他人に干渉されずにゆったりと話ができる環境にします．

表1 インタビューの実際

1. 事前にインタビューする関係者に，起きた事実を時系列でレポートに記載し，まとめてもらいます．
2. 質問事項の整理と時間配分を検討します．
3. 1回のインタビュー時間は，30分から60分程度にします．
4. インタビュアは，インタビュー開始前に自分自身の体調を整え，時間を調整し心を落ち着けておきます．
5. 挨拶をかわし，お互いの関係位置につく（自然な笑顔・声・態度で）．
6. インタビューは，当事者の緊張をほぐすような話（たとえば，天候，健康状態など）から始め，ねぎらいの言葉をかける．
7. インタビューの主旨・目的・時間を述べる．
8. インタビューを受けることにより生じる，当事者への利益・不利益について説明する．本人がどうしても答えたくない時は，時間を置く．
9. 実際の事故発生時の状況を話してもらう．事実をありのまま受け止める．
10. 不明なことや確認したいこと，捕捉したいことを聞く．
11. 言い残したこと，思い残したことを話してもらう．
12. 話した内容をポイントごとに確認し，整理しながら進めていく．
13. 事実確認終了後に当事者が考える対策を話してもらう．
14. インタビュー終了後には，協力に対し，感謝とねぎらいの言葉を述べる．
15. 不必要な情報が流れないように対応する（プライバシーの保護）．
16. 何か心配なことがあれば，相談するように伝え，精神的な支援を行う．

PHSや電話は電源をOFFにし，部屋のドアには「面談中につき入室禁止」などの貼り紙を掲げ，話が中断されないように配慮します．

部屋の中のテーブルや椅子などを準備する時には，着席時の位置関係への配慮もします．インタビュアと当事者が座る位置は，面と向かいあうのではなく，L字の形か斜めの位置に座り，決して面と向かわないようにします．

● インタビュー時の基本的姿勢

表2に挙げる基本的姿勢を保持するように心がけます．

相づちの有無や沈黙の長短により不安を感じる場合があります．相づちと沈黙はタイミングと声の調子が重要なので，反射的に出るようにします．

参考文献

1) 神奈川県看護協会：事故発生時の対応〜事実確認を行う上でのヒヤリングの基本的考え方〜．医療安全情報 NO.17（平成28年2月発行号）

（山本 明美）

図1 インタビューの環境

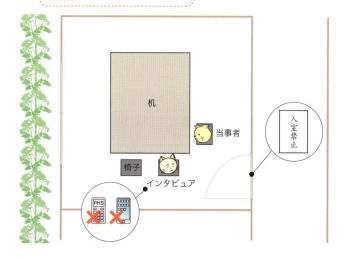

表2 インタビュー時の基本的姿勢

1. 当事者の反応や気持ちを考えながら，当事者の目をときどき見ながら進行する．
2. 視線の高さは，目の高さから胸のあたり，左右の肩の高さを結んだ三角形が原則．
3. 話を続けやすい雰囲気をつくるために，相づちを打ち，返事をする．
4. 腕を組んだり，足を組んだりして威圧感を与えない．
5. 無反応やため息はできるだけ避ける．
6. ボディタッチ（スキンシップ）を適宜，自然に行い，親密度を示す．
7. 「自分は組織に必要」と思う気持ちを持たせるように関わる．

師長不在時のトラブル対応1(盗難・暴力・苦情)

 ## 盗　難

　病院には入院患者,見舞い客,付き添い家族などが昼夜を問わず常に出入りしています.また,マスクをして白衣を着ていると職員との見分けがつかないという面もあります.
　入院患者の手持ち現金や見舞金が盗まれるケースも多いです.
　検査やリハビリなどでベッドから離れる時間も多く,現金やいただいた見舞金を保管しておく場所がないため狙われやすいのです.個室はもちろんのこと大部屋でもカーテンを閉めていると中の様子はわからず,家族に成り済まして堂々と行われた犯行もあります.

事例1　患者の個人所有現金盗難

> 被害に遭ったのは,2人部屋の廊下側に入院していた患者A氏60歳です.
> 安静度は院内フリーで,面会に来ていた家族が帰るため,玄関まで見送りに行って,自室に戻ってきたら,財布がなくなっていることが発覚.ナースコールしてきました.
> 財布は,床頭台に付属している金庫に鍵を付けたままの状態で入れてありました.
> 隣のベッドとの間はカーテンが閉まっていて,同室者は誰が入ってきたかはわかりません.

対　応

　まずは,どのような状態で財布を保管していて,いつどのような状況で紛失していることに気づいたのか,財布の中身(所持金,カードなど)を確認します.
　カードなどはすぐに停止してもらう手続きをするように伝えます.
　そして,患者に警察に届けるかどうかを確認します.
　ただし,警察に届ける際は,事情聴取や指紋採取されることも必ず説明し,届け出の意思確認をすることが重要です.なぜなら,事情聴取や指紋採取に時間を要し,また同室者も疑われる可能性があるため,互いに不快な思いをまねいてしまう可能性もあります.所持金が少ない場合は,届け出たあと「やめればよかった」と言われる方もいらっしゃるので,事前に説明しておきましょう.
　さて,実際に警察に届けることになれば,対応部署に連絡し,そこから警察に

師長不在時のトラブル対応1（盗難・暴力・苦情）

届けてもらいます（注：病院が介入せず，個人が直接警察に届ける施設もあります）．

その後に警察が来た際は，患者の部屋へ案内し，対応します．

事情聴取など終了後は，患者に今後貴重品の管理を確実に行っていただくように伝え，当事者以外の患者にも，改めて貴重品の管理に関して注意喚起していくことが重要です．

事例2　看護師の個人所有現金盗難

看護師休憩室で看護師Bがロッカーの中の鞄の中から財布がなくなっていると，報告してきました．
ロッカーの鍵はかけてなく，そのまま鞄を入れていました．

対応

看護師休憩室は施錠されておらず，廊下の中央にあるため，誰でも容易に入室することが可能な状況でした．そのため常日ごろから，休憩室のロッカーの鍵を必ずかけるようにと伝えていました．

このケースも，どのような状態で財布を保管していて，いつどのような状況で紛失していることに気づいたのか，財布の中身（所持金，カードなど）を確認します．

カードなどはすぐに停止してもらう手続きをするように伝えます．

そして，当事者に警察に届けるかどうかを確認します．

このケースのようにスタッフが被害を受けた場合も，警察に届ける際は「事例1」と同様に，事情聴取や指紋採取されることも必ず説明し，届け出の意思確認をすることが重要です．事情聴取や指紋採取に時間を要し，また同部署スタッフも疑われる可能性があるため，互いに不快な思いをまねいてしまう可能性もあります．

警察に届けることになれば，対応部署に連絡し届けてもらい，部署のスタッフにも事情を説明し，指紋採取などの協力を依頼します．

その後警察が来た際は，休憩室へ案内し，事情聴取や指紋採取時のスタッフの業務調整を行います．

事情聴取など終了後は，今後貴重品の管理を確実に行うように伝え，その他のスタッフにも，再度貴重品の管理に関して注意喚起していくことが重要です．

師長不在時のトラブル対応 1（盗難・暴力・苦情）

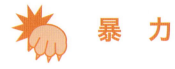
暴力

事例 1　せん妄が原因の暴力

交通外傷にて多発肋骨骨折で入院となった 88 歳男性．
認知症の診断はついていませんでしたが，自宅では徘徊をしていました．入院時から意識レベルは JCS I-2〜3 で見当識障害が認められました．
入院後，せん妄状態で末梢静脈ルートや硬膜外チューブを自己抜去し，不明言動が聞かれていました．また，不眠も数日続き薬剤を調整していました．
病状が軽快し，徐々にせん妄も良くなっていましたが，消灯時間ごろに，きっかけなく突然興奮し，車椅子を投げ飛ばし大声で叫び，TV のリモコンを振りまわし唾を吐いたり，看護師を蹴ったり，噛もうとしたり，ひっかいたりと暴力行為が出現しました．

対　応

医師に報告し不穏時の指示薬を使用しましたが，興奮は増強し夜勤者 3 人では対応できず，警備員に応援要請しました．警備員に病室に来てもらい患者の傍についてもらいました．患者は警備員をみて警察官だと思い興奮が少し落ちついた様子でしたが，定期の精神安定剤を内服してからも，病棟内をウロウロと歩いたり，床に座り込んだりしました．

ポイント

- 暴力に関する情報を関係者で共有します．
- 1 対 1 では対応せず，2 名以上で対応します．
- 警備員に連絡し，不慮の事態に備えて近くで待機してもらいます．
  この事例では，その後も徘徊を続け，床に座り込む，他患者の部屋に入るなど行動が落ち着かなかったため，夜勤者が交代で一晩中付き添いをし，不穏時の指示薬を使用しつつ，朝まで経過観察しました．
- 他患者の安全確保にも配慮しましょう．
- 必要以上には本人に近づかないことです．また，興奮を助長させてしまうので，強制的な行動の制止は避けます．

師長不在時のトラブル対応1（盗難・暴力・苦情）

事例2　病気でない暴力

> 73歳男性．救急車要請を頻繁にする方で，他院に搬送され，対応が気に入らないと再度救急車要請し，膝痛と感冒症状にて当院救急外来に来院された患者です．
> 　診察終了後，鎮痛薬などの処方が出されましたが，他の薬剤を要求．さらに薬ではなく処方箋がほしいなどの要求をしはじめ，救急受付にて大声を出し，暴言を吐いています．こちらの話を聴こうともせず怒鳴り続け，まったく制止が利かない状態です．

対応

　このケースの場合は，警察に通報しました．
　警察官が到着するまでの間も患者は暴言を吐いていましたが，暴力に移行する可能性も考慮し，他患者や他スタッフの安全を確保し，対応します．警察官が到着したら，経緯を説明し，対応を依頼します．この患者は，警察に連れられ帰宅となりました．

ポイント

- どのような場面であっても，暴言・暴力の対応は，安全を確保するということが重要です．したがって，自分たちだけで対応しようとするのではなく，状況に応じて警察へ依頼することも考えなくてはなりません．
- 施設によっては，「次回受診時に同様の言動があった場合，制止・通告（診療拒否となる旨）のうえ，言動を止めないかぎり診療を拒否する」などの規定を決めてランク付けし，電子カルテ上で識別できるような仕組みを設けて，来院時にすぐに対応できるようにしているところもあります．
- 当院では，このようなケースは，"対応に注意を要する"（ランクC[*]）として登録し，医療安全委員会にて事例検討を行い今後の対応を考えます．
- その結果，「以前にも警察対応，職員が対応困難に至り警察に通報したのであって，診療に支障をきたしたと判断できる」，「救急の現場で，当該患者が来院した場合，対応に限界がある，患者に対する諸般の情報と患者が来院した場合に再度同様の事態になる可能性が高い」などの理由により，この患者は，次回来院時には，"診療拒否"（ランクA[*]）で対応するということが決定されました．

[*] 当院でのランク：
　ランクA＝診療拒否，ランクB＝診療一部拒否，ランクC＝対応に注意を要する

師長不在時のトラブル対応1（盗難・暴力・苦情）

事例3　認知症が原因の暴力

患者は75歳女性で，脊柱管狭窄症の術後1日目でした．
入院前より，認知障害がありナースステーションに近い病室に移動し，安全対策を行っていました．
日中は，家族が面会され，本人も落ち着いていましたが，家族の帰宅後，まもなく，せん妄状況が悪化し，「警察呼べ，訴えてやる！」など叫び，廊下を歩きはじめました．ふらつきもあり，見当識障害も認めるため，安全確保のため看護師が付き添っていましたが，その看護師に「とっとと失せろ！　警察を呼ぶぞ！　訴えてやる！　メス豚，死んでしまえ！」など暴言を言い，看護師の頰を叩いたり，蹴ったり，看護師の手に嚙みつくなど暴力が続きました．

対応

家族に連絡し，状況を説明し，可能な限りの付き添いを協力していただきました．家族が付き添うことで，患者は落ち着き暴力的な行動もなくなりました．

ポイント

認知症患者の特徴を理解し対応する
- 認知症患者の場合は，日ごろの不満や漠然とした不安を感じていたり，自分の思いをうまく伝えられず苛立ちを感じると叫んだり，攻撃的になる場合があります．
- また，「認知症だからわからないだろう」という思い込みにより，行動に対して否定や制止，強制や無理強いなど相手を理解しようとしない誤ったケアを行っている可能性があります．
- このような場合は，相手の話をよく聴くことや対応する人を変えるなど，本人が安心できる環境をつくっていくことが大切です．
- 家族がそばにいることで落ち着くことがありますが，家族にまかせっきりにせず，なぜ攻撃的になっているのかを考え，本人を理解しようという姿勢で接することや本人のペースに合わせることで安心と信頼を築くことができれば，暴言・暴力なども軽減していくでしょう．

師長不在時のトラブル対応1（盗難・暴力・苦情）

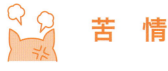 苦　情

事例1　待機時間への不満

本日入院してきた患者A氏が，激高してナースコールで呼んできました．
「看護師が先生の話があると言ったのに，ぜんぜん来ない．家族も帰らないで待っているのに，いつまで待てばいいんだ！」

対　応

　何が原因で苦情を言っているのかを整理します．苦情発生までの経緯を聴き，苦情内容を端的に復唱し，確認します．そして，受けた苦情を正確に認識します．
　患者家族を辱める対応は決してしません．どんな場合でもこちら側の説明不足であり，申し訳ないといった態度で簡単なことでも説明します．このケースの場合は，「先生からの説明を聞くのに待たされている」という苦情ですが，たとえ数分であっても，「患者家族が長く待たされた」という感覚であれば，それは"長い"ということを認識します．
　まずは，相手に不快感を抱かせたこと，迷惑をかけたこと，不安な気持ちにさせたことなどに対して謝罪し，丁寧に具体的な説明を行い，理解し納得されたかを確認していきます．
　苦情内容に対し，早急に対応できるように調整し，調整過程を伝えていきます．
　最終的に先生からの説明が聴けて，理解されたかを確認し，再度待たせたことなどを謝罪します．

ポイント

- 注意：勘違いや説明不足から生じた事柄でも，患者家族が冷静さを欠き怒ってきた場合，受ける側が苦情を認識できないで，慌てた対応を取ると，話が混乱し，苦情でないことが苦情となってしまうことがあります．
- 常に先手を打つ対応を心がけます．たとえば「もう少し時間がかかります」「何時ごろに」などと時間の目安をひとこと伝えるだけでも，かなりの量の問題を回避できます．
- 内容を確認し，単なる勘違いであった場合や簡単に説明してわかってもらえる事柄の場合は，その場で丁寧に説明します．

4　ここまでやろう，トラブル対応

師長不在時のトラブル対応 1（盗難・暴力・苦情）

事例2　担当スタッフへの不満

> 50代女性で腹部の手術後の患者B氏が，退院前日に「師長か主任と話がしたい」と希望してきました．
> すると患者の担当看護師Cについて，「手術後の説明も早口で，自分が理解できていないのに話を進めていった．腸閉塞になる可能性があるということも言われなかった．他の同室者は説明の時に言われていた．言われていたら自分で調べることもできたのに．手術後同室者が強く痛がっていた時にお腹を温めてもらっていたのに，自分にはしてくれなかった」などと担当看護師Cの苦情を話しています．

対 応

　まずは，不満の思いを吐露してもらい，話を聴いていきます．
　そして，相手に不快感を抱かせたこと，迷惑をかけたこと，不安な気持ちにさせたことなどに対して謝罪し，苦情内容を復唱し，確認します．
　話を聴いていくと，同じ話を繰り返されることがありますが，この患者の場合，話始めには「パンフレットはもらっていない」と言っていましたが，その後は「パンフレットの内容はひとつひとつ説明された」と言ったり，「自分が聴きたい項目を示さなければ説明されなかった」と言ったり，だんだん話の整合性が曖昧になってきました．しかし，一貫して他患者と比べて，「自分だけしてくれなかった」「公平にしてほしい」ということを繰り返していました．
　担当看護師Cに事実確認を行い，誤解があれば，解く必要があります．たとえば，患者にとっては同じように見える手術であっても，既往や年齢，状態などから，すべて同じ状況とはいかないため個別に対応していることなどを説明していきます．対応がまちがっていなかったとしても，相手に配慮し，患者にとって何らかの不快になる要素があった点を受け止め，不快にさせたことに対する謝罪を行っていきます．

　患者から苦情があると，スタッフは自信をなくしたり，気持ちが落ち込んだりします．そのため，担当看護師Cには，ケアはまちがっていなかったから問題ないことを伝えていきます．そして，今後は患者の不安な気持ちや思いを汲み取って，声かけなど配慮しながら対応することも必要であることを指導していきます．
　よくできていたけれど，もう少し配慮すればもっとよい看護ができると思ってもらい，今後も自信を持って仕事ができるようになることも必要です．

師長不在時のトラブル対応1（盗難・暴力・苦情）

苦情に対しての基本的な対応

患者や家族の気持ちに寄り添う

相手に不快感を抱かせたこと，迷惑をかけたこと，不安な気持ちにさせたことなどに対しては，率直に謝罪の言葉を述べます．通常より二重，三重に配慮をめぐらせ，丁寧な対応を心がけます．

事実をしっかり確認する

いま起きている事実を客観的に把握することが大切であり，まず患者の主張にじっくりと耳を傾け，関係者全員から事情を聴き，できるだけ主観を排除して事実を確認します．

〈確認のポイント〉
1）患者側にどんな被害が生じているのか
2）医療機関側に落ち度があるのか
3）患者が要求していることは何か

初期段階での反論，言いわけは厳禁

トラブルの初期段階では，相手の主張に耳を傾けます．話を聴くだけで納得し，怒りを収められる方も少なくありません．

こちらから何かを言う場合は，多弁は「弁解」に受け止められやすく，しかも揚げ足を取られやすいので，言葉を選んで丁寧に対応する必要があります．

初期段階で反論や言いわけをすると，相手の感情面の火に油を注いでしまうことになるため，たとえ相手の言うことが事実に反していると思っても，相づちを打ちながら話を聴きます．

相手の勢いに押され，相手の要求を認めてしまわないように，強い意志と覚悟を持って交渉に臨みます．

話を聴く環境

面談室など，静かな環境で話を聴きます．

（山本 明美）

師長不在時のトラブル対応 2（トラブル発生！ 師長に連絡が取れない時はどうする？）

事 例　インフルエンザ発症

本日，日勤で勤務していた看護師Ａが担当していた患者Ｂ氏が発熱．ウイルス迅速診断でインフルエンザ陽性でした．また，患者Ｃ氏，看護師Ａもインフルエンザ様症状と体調不良を訴えています．師長が不在で連絡が取れません．

対 応

師長に連絡が取れない場合は，早急に対応が必要なので部署所属長の代行として対応していかなければなりません．

1. インフルエンザ陽性の場合は，感染制御チーム（ICT）に発症患者の状態・周囲の環境・接触者の有無・接触者の状態などを連絡し，部署所属長が特定感染報告書を提出します．状況を看護部（看護管理室）にも報告します．
2. ICTと連携し，蔓延を防ぐために早急に対応します．
3. 患者への対応：
   1) 発症患者は個室での管理が必要であるため個室へ移動させます．
   2) 早急に抗インフルエンザ薬を投与し（発症後48時間以内），治療を開始します．
   3) 症状出現後7日間の隔離とし，周囲患者への蔓延がないかどうか注意します．
   4) 患者に説明をします．
   5) 家族に連絡し，説明を行います．
   6) インフルエンザ様症状の患者には，ウイルス迅速診断を行います．陰性の場合でも，すぐに陽性が出ない場合があるため，疑陽性とし経過観察します．
4. 曝露した患者への対応：
   1) 患者Ｂ氏と同室者を確認し，その患者は曝露患者とみなし，発症患者とは別の個室管理を行い，曝露後5日間は隔離します．
   2) 患者Ｂ氏と同室者にワクチン接種の有無を確認し，ワクチン接種を受けていなければ，抗インフルエンザ薬の予防投与を行う方向で進めます（抗インフルエンザ薬は10日間の投与）．
   3) 予防投与の有無に関しては，副作用が出現する可能性もあり，患者の状態などで主治医の判断で投与を決定するため，主治医と調整し，患者・家族に説明し同意を得ます．
   4) 曝露者の個室管理が難しい場合は，ワクチン接種の有無にかかわらず抗インフルエンザ薬の予防投与を行う方向で説明します．

師長不在時のトラブル対応2 (トラブル発生！　師長に連絡が取れない時はどうする？)

　　　5）曝露患者の抗インフルエンザ薬の予防薬は，病院負担で実施する方向でICTと検討します．
　　　6）患者C氏の同室者，看護師Aのその日担当していた患者も確認し，把握します．
　　　7）患者C氏，看護師Aがインフルエンザ陽性と確定した場合は，患者Cの同室者，看護師Aの担当していた患者も曝露患者とみなし同様の対応を行います．
5. 看護師Aへの対応：
　　　1）ウイルス迅速診断を行います．
　　　2）インフルエンザ陽性の場合はICTに連絡し，特定感染報告書を提出します．
　　　3）早急に帰宅させ，治療を開始します．自宅療養と抗インフルエンザ薬を投与します．
　　　4）症状出現から最低5日間の就業制限をします．
　　　5）インフルエンザ陰性の場合でも，すぐに陽性が出ない場合があるため，疑陽性とし早急に帰宅させます．翌日の勤務は，症状が軽快していれば出勤は可能ですが，症状持続時は欠勤し，再度ウイルス迅速診断を行うよう伝えます．
6. インフルエンザ感染対策：
　　　1）標準予防策・飛沫予防策・接触予防策に準じます．
　　　2）すべての患者に接触する時は必ずマスクの着用と手洗いを行うようにスタッフに注意喚起し，実施してもらいます（患者に関わるすべての医療職員）．
　　　3）発症患者・曝露患者の病室からの移動は控え，やむをえず移動する時は，患者にマスクを着用してもらいます．
　　　4）面会者にもマスク着用と手洗いの指導を行います．
　　　5）医療職員としてスタッフはワクチン接種していることが原則ですが，身体的事情で接種不可能でワクチン接種を受けていないスタッフは，発症患者の担当をできるだけ外し，業務調整します．
　　　6）複数の発症者・曝露患者がいる場合は，病棟閉鎖の可能性があるため，ICTと連携し入院の制限，病室の調整を行います．
7. 就業制限のスタッフの業務変更とシフトの調整を図り，シフトが変更になったスタッフへ連絡し，調整を行います．
8. 師長に連絡が取れた時点で，発生状況，自分が行った対応，現在の状況を報告します．

（山本 明美）

4 ここまでやろう，トラブル対応
医療事故調査制度

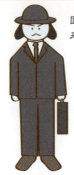
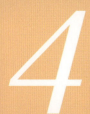
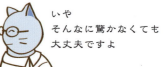

医療事故調査制度の概要

　医療事故調査制度の目的は，医療の安全を確保するために，医療事故の**原因究明に基づいて再発防止を行う**ことであり，医療機関が自ら調査を実施し，医療事故の原因究明を行うものであり，発生した事例の責任を追及するものではありません．

　医療事故調査の流れは，図1のように行われ，調査が終了した時は，遅滞なくその結果を

図1 医療事故調査の流れ　(文献3を参照して作成)

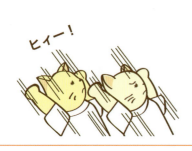

※1 管理者が判断するうえで医療事故調査・支援センターまたは支援団体への相談が可能
※2 センターとは「医療事故調査・支援センター」のこと

表1 対象となる医療事故の範囲

	医療に起因し，または起因すると疑われる死亡または死産	左記に該当しない死亡または死産
管理者が予期しなかったもの	医療事故調査制度対象事案	対象外
管理者が予期したもの	対象外	対象外

表2 医療に起因，または起因すると疑われる死亡または流産

医療に起因するまたは疑われる	左記に該当しない
1. 診察 2. 検査 3. 治療（手術，処置など） 4. その他（管理者が判断） 　● 療養に関するもの 　● 転倒・転落 　● 誤嚥 　● 身体拘束など	1. 施設管理（火災，災害など） 2. 併発症 3. 原発の進行 4. 自殺 5. その他（殺人など）

医療事故調査・支援センターに報告しなければなりません．

医療事故調査制度の対象となる医療事故

医療法上（第6条の10），医療事故とは，

> 当該病院等に勤務する医療従事者が提供した医療に起因し，又は起因すると疑われる死亡又は死産であって，当該管理者が当該死亡又は死産を予期しなかったものとして厚生労働省令で定めるもの

とされています[1]（表1）．

医療機関の管理者（病院長など）が，予期したか，予期しなかったかを判断するためには，説明同意が文書化され，インフォームド・コンセントがとられているか，個々の事例の死亡するリスクが明記され，当該死亡が予期されていることが診療録などに記載されているかなどから判断します．また，管理者が委員会などの合議を経て判断することもあります．

医療の"範囲"に含まれているものは，手術，処置，投薬およびそれに準じる医療行為（検査，医療機器の使用，医療上の管理など）と考えられ，施設管理などのいわゆる単なる管理は，制度の対象とはなりません．医療事故に該当するかどうかの判断は，医療機関の管理者が行います（表2）．

医療事故調査・支援センターへの報告と遺族への説明

医療機関の管理者は，医療事故が発生した場合には，医療事故調査を終了した後に遅滞なく，当該医療事故の日時，場所および状況そのほか厚生労働省令で定める事項を，**医療事故調査・支援センターに報告**（次ページ表3）しなければならないと定められました．

医療機関の管理者は，あらかじめ医療事故で死亡した者の遺族に対して，医療事故調査・支援センターへの報告の前に，制度の概要や院内事故調査の実施計画など説明しなければなりません（次ページ表4）．さらに，調査終了後，遺族に医療事故調査・支援センターへの報告事項の内容を説明することとされています．

医療事故発生時の現場の保全

● 現場保全

院内事故調査が適切かつ円滑に行われるように現場を保全するには，報告を受けた看護管理

表3 医療事故調査・支援センターへの報告事項

事故発生後	日時・場所・診療科 医療機関名 患者情報（性別・年齢など） 医療事故の状況 医療事故調査の実施計画の概要
調査結果報告	医療事故の調査の概要 臨床経過 事故の原因 再発防止策 ＊当該医療者の匿名化，非識別化に留意する

表4 遺族への説明事項

事故発生後	医療事故の日時・場所・状況 制度の概要 医療事故調査の実施計画概要 解剖，Ai，検体調査の同意
調査結果報告	医療事故の調査の概要 臨床経過 事故の原因 再発防止策 ＊当該医療者の匿名化，非識別化に留意する

者や医療安全管理者らが関係者と協力し，現場保全をどのように行うのか，具体的に指示を出しながら実施することが重要です．患者を取り巻く環境などを確認し，医療事故と関連する可能性がある物品や薬剤，医療行為を検証するための画像やモニタ記録など，事故発生直後の状態を可能なかぎり保存しておきます（表5）．

事実経過の適切な記録の記載

記録は，患者の安全を守り医療の質を保証するうえで，必要とするものです．

医療事故の記録は，**発生時のみだけでなく，発生前後の全過程の記録が重要な意味**を持ちます．

● 医療事故発生時の記録の基本的な考え方

すべて**経時記録**に切り替えます．

事実を客観的に記載します．医療事故発生（あるいは死亡発見した）の正確な時間と場所，患者の状態，処置および報告した医師の氏名を記載します．

初期対応は，即記録することが難しい場合が多いため，担当者は処置・看護ケアなどは実施しだい，別用紙にそのつどすみやかに書き留めておきます．

時間については，**基準時間**で記載するようにします．経時記録において重要なのは，基準となる時間であり，時間の整合性を保つためには，日ごろから基準となる時計を定め，その時計の時間で記録を行うようにしましょう．

基準となる時計と電子カルテや医療機器（生体情報モニタなど）の時間に相違がないかを確認し，時刻が基準時間と合っていなかった場合は，そのことがわかった時点で，どれだけ差があったか，なぜ差が生じたかを記録に残します．

記録は，医療事故・初期対応時に関わった医師・看護師らが全員で相互に事実（時間・処置内容・状況・薬剤・医療材料など）を確認します．他の医療者と時間や処置内容にくい違いがないか整合性を確認します．

使用した薬剤は，薬品名・量・投与方法を正しく記載し，記録を元に医師・看護師で確認します．

記録内容は，治療・処置・ケアについて，いつ，どこで，誰が，何を，どのように実施したか，指示者ならびに実施者の氏名，および患者の反応・状態を，客観的・経時的に記載します．

医療事故発生直前の状態変化および最終確認した時間，状態についても，可能なかぎり記録に残します．

患者家族への説明内容も記録しておきます．いつ誰が誰にどのように説明したか，同席した医療従事者名を記載します．患者・家族の訴え

表5 保存すべき物品

種類	物品および留意点
関連が疑われる挿入，留置されている管など	気管チューブ・静脈留置針など
関連が疑われる薬剤など	薬剤アンプル・バイアル・ボトル，薬液が残っている注射器・点滴ルートなど
使用していた医療機器など	人工呼吸器：設定条件・呼吸器回路・加湿器の水など，輸液ポンプ・シリンジポンプ：設定条件は電源を切る前にメモか画像を残す，投与している薬剤やルートなど
使用していた医療材料など	ごみ類は捨てずに保存
生体情報モニタ記録	アラーム履歴，電源を切らず入床状態のまま
検体	血液・尿など
部屋の保存	動画や写真での映像による記録での保存も可能

は，解釈を加えずに発言そのままを記載するようにします．

家族へ来院を依頼する連絡をした時には，それも記録しておきます．もしも連絡が取れなかった場合には，そのことも含めて記載します．

● **記載上遵守すべき原則および留意点**

事実のみを客観的かつ簡潔明瞭，正確に記録します．「○○したためだと思う」などの想像や憶測，自己弁護的な反省文，他者の批判・責任転嫁，感情的な表現などは記載してはいけません．

誤解のない表現を用いることも重要です．根拠のない断定的な表現，たとえば「○○と思われる」「○○のように見える」といった曖昧な表現は避けます．

医療事故発生直前の患者の状態は，バイタルサインや観察，ケアしたことなど把握している

図2 医療事故発生時の記録で注意すべきこと

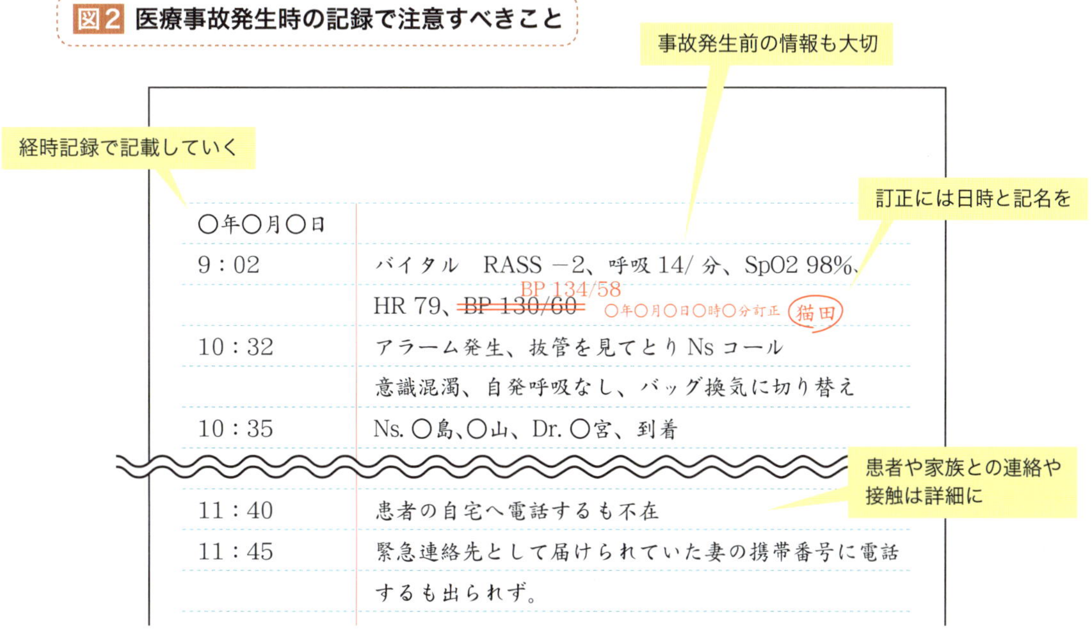

- 経時記録で記載していく
- 事故発生前の情報も大切
- 訂正には日時と記名を
- 患者や家族との連絡や接触は詳細に

○年○月○日

9：02　バイタル　RASS －2、呼吸 14/ 分、SpO2 98%、
　　　 HR 79、~~BP 130/60~~　BP 134/58　○年○月○日○時○分訂正　㊞猫田

10：32　アラーム発生、抜管を見てとり Ns コール
　　　　意識混濁、自発呼吸なし、バッグ換気に切り替え

10：35　Ns. ○島、○山、Dr. ○宮、到着

11：40　患者の自宅へ電話するも不在

11：45　緊急連絡先として届けられていた妻の携帯番号に電話するも出られず。

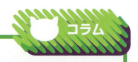

カルテをのぞき込む家族への対応

医療事故か否かはさておき，家族（key person）が「カルテをのぞき込む」という場面に遭遇することがあります．「カルテは見ないでくださいね」と，カルテを閉じるスタッフもいますが，これだけでは適切な対応とは言えません．この行為は「情報提供が不十分であり，家族が満足していない」ことを示していますので，「何か，質問がありますか？」「医師からの説明を希望されますか？」など，積極的に情報提供する態度を示すことが重要です．ただし，こちらが説明できるのは本人が代理権を与えた親族，あるいは法的代理人など限られていますので，それ以外の方であれば，本人あるいは親族から説明していただくことになります．もちろん，面会者がのぞき込めるような所にカルテを置かないことは，大前提の話です．

（濱本）

範囲で詳細に記録します．

患者・家族への説明は，そのつど，やりとりを必ず記録します（電話対応も含む）．

説明した相手や説明内容，患者・家族の発言や反応などを記録します．

患者の状態変化に応じて，患者・家族への説明の機会を早めに調整し，説明内容を必ず記録します（電話対応も含む）．

記録の修正時は，二本線で取り消しを引き，訂正日時と訂正者のサインをします．この時の修正は，修正前の文字が容易に読めるようにします．まちがった個所を修正液で消す，ボールペンなどで塗りつぶすといった行為は，記録の改ざんとみなされます．

同じ理由から，電子カルテの記載は，修正履歴が容易に閲覧できるようなシステムや修正箇所が一目瞭然の修正方法が望ましいです．

● 病理解剖および死亡時画像診断（Ai）の実施

病理解剖および死亡時画像診断（Ai）は，死因究明に有用な情報が得られる調査方法です．臨床診断が不明な事例のうち，解剖やAiによって死因が明らかになることもあります．また，病理解剖の結果，診療行為とは関係ない死因が判明することもありますので，医療事故死が疑われる場合には，積極的に病理解剖を実施すべきです．

病理解剖およびAiの実施にあたっては，病理解剖の必要性，病理解剖そのものに要する時間や診断を含めた報告にかかる時間などについて，遺族へ丁寧に説明します．その後，遺族の同意を得られてから実施します．

参考文献

1) 日本看護協会："医療に起因する予期せぬ死亡又は死産が発生した際の対応"，2015
https://www.nurse.or.jp/nursing/practice/anzen/jikocho/pdf/iryoujiko-1.pdf
2) 厚生労働省："医療事故調査制度について"．
http://www.mhlw.go.jp/stf/seisakunitsuite/bunya/0000061201.html
3) 厚生労働省："医療事故に係る調査の流れ"．
http://www.mhlw.go.jp/file/06-Seisakujouhou-10800000-Iseikyoku/0000099650.pdf（参照2017年3月）
4) 南須原康行：医療事故発生後の初期対応．病院安全教育 2015年10・11月号：14-16, 2015

（山本 明美）

図3 (参考) 医療事故調査制度による医療機関における "医療に起因する (疑いを含む) 予期せぬ死亡または死産" への対応のフロー図 (文献1, p18より許諾を得て転載)

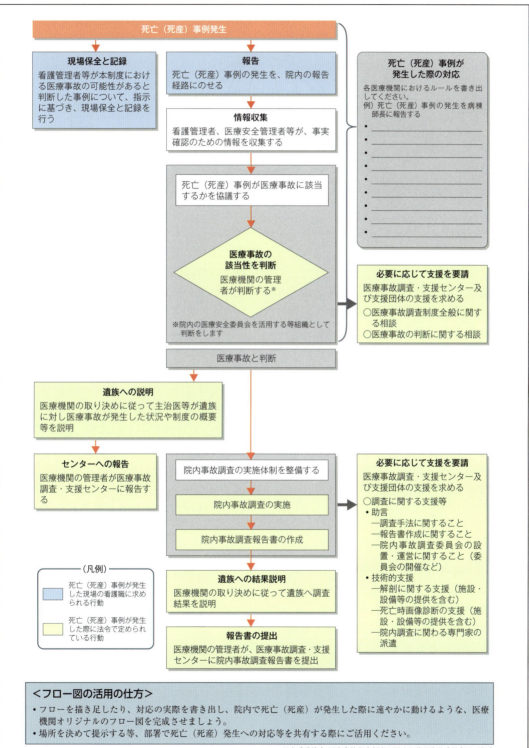

4 ここまでやろう，トラブル対応

4 ここまでやろう，トラブル対応
個人情報漏洩

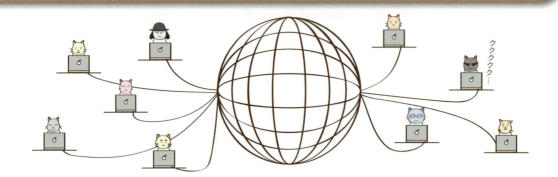

個人情報漏洩と個人情報保護法

　個人情報漏洩とは，個人情報を保有する者および個人情報に該当する者の意図に反して，第三者による故意または過失によって個人情報が渡ることを言います．

　個人情報保護法が成立する際に，医療機関が扱う患者の情報については，さらに厳重に管理されるべきであるとされ，厚生労働省が『医療・介護関係事業者における個人情報の適切な取扱いのためのガイドライン』を定めました．

　医療者が患者の個人情報を取扱う場合には，このガイドラインが行動の規範となります．

患者の個人情報とは

　氏名・住所・生年月日などが完全であれば，個人の特定は容易です．同様に，病名，手術，処方，検査値，保険番号などがいくつかあると，その患者に特有な組み合わせとして，個人を絞り込むことが可能になります．これら，第三者が閲覧し，あるいは所有した時に，個人を絞り込むことを可能にする情報は，すべて患者の個人情報に当たります．

　また，これらの一部（たとえば名字と市町村名のみ）を含むデータは，個人を絞り込むのに有効なので，やはり患者の個人情報に当たります．注意したいのは，氏名，住所などが削除されていれば，あるいは番号・記号によって匿名化されていれば，患者の個人情報ではないかというと，そうではありません．

　特に現代はあらゆる情報が電子化されデータベースとなりつつあり，匿名化したある医療機関のデータでも，別の医療機関のデータベースと照合すると，容易に個人が特定できるという可能性は大いにあります．

　また，大量のデータが容易に複製可能となり，抽出や検索が瞬時に行え，ひとたび情報がインターネット上に流出すると拡散の範囲が莫大で消去はほとんど不可能となっています．そういった状況から個人のプライバシーを保護することが目的で，個人情報保護法は整備されています．

　なお，電子化されたデータのみでなく，紙に書かれたもの，プリントアウトした書類やそのコピーなどについても同様の扱いになっています．

一個人の過失などに起因する個人情報漏洩

　インターネットが普及し，個人で複数のパソコンやスマートフォンを利用するケースが増えており，以前にも増して情報漏洩のリスクが高

表1　個人情報漏洩の原因

種類	原因
個人情報データの紛失	CD・USBメモリなど
インターネット上での流出	SNS（Facebook・ブログなど）
内部犯行	職員などの個人情報を意図的に抜き取り，持ち出し
紛失や置き忘れ	個人情報の入ったノートパソコン，記載した書類
廃棄時の処理が不十分	個人情報の記載した書類を読み取られる，持ち出される
盗難	車上荒らし，病院内，自宅
誤送信	送信メール

表2　情報漏洩が起こった時の対応

項目	内容
1. 報告	● すみやかな報告
2. 漏洩した情報の詳細把握	● 個人情報の量と質の把握 ● いつどのような状況で起こったのか
3. 情報公開	● 対象患者に対する報告と謝罪 ● 監督官庁や社会への公開
4. 被害拡大の防止	● 警察などへの届け出
5. 原因究明	● 原因は何か
6. 再発防止	● 管理体制の見直し ● 対策機器の導入 ● 職員教育による徹底

まっています．投稿者本人自身がブログやSNSに自らの個人情報を投稿し，本人とその周囲の人物の個人情報を意図せず流出させる可能性が高くなっています（表1）．

個人情報漏洩の予防

各医療機関・施設が自らの勤務や業務に合わせて，具体的な行動規範を文章化し，職員に周知する必要があります．個人情報の保管場所や情報システムのセキュリティなどは，各医療機関・施設の状況によって異なるので，あくまでも独自の文章化が，情報漏洩が現実なものになった時の対応につながります．

職員は入職・退職によって入れ替わり，情報システムも更新されます．現場での情報漏洩においては，日ごろから，自分に関係のない情報を見ない，聞かない，知り得た患者情報を他人（家族も含む）に言わないという**個人のモラルを教育**していかなければなりません．研修会などを通じて，絶えず意識化しておくことも大切です．

患者本人以外の者（第三者）に診療情報を伝える場合は，たとえば患者の職場からの問い合わせに病状などを話すということも，本人がそれに同意していることを確認しなければなりません．入院や受診していることすら第三者に教えたくない患者もいます．

患者の個人情報を持ち出すのはリスクを冒すことであり，患者にとって多大な影響を及ぼすかもしれないため，学会などで発表する以外は，USBメモリなどの媒体にコピーをつくらない，患者の個人情報を持ち出すことはしないように指導してくことが大事です．

情報漏洩が起こった時の対応

すみやかに管理者に報告することが必要です．処分を恐れて報告が遅くなり，二次被害に拡大したらもっと大変なことになります．

まず，漏洩した情報の詳細を把握して，関係者への報告を行い，同時に監督官庁や社会への公開を行い，二次被害の防止に努めます．病院内においては原因究明を行い，再発防止策として管理体制の見直しや職員教育に努めます（表2）．

参考文献

1) 厚生労働省："医療・介護関係事業者における個人情報の適切な取り扱いのためのガイドライン（平成28年12月1日改正）"．
http://www.mhlw.go.jp/file/06-Seisakujouhou-10800000-Iseikyoku/0000099650.pdf
2) 鈴木亮二：個人情報漏洩の対処と予防．病院安全教育2015年4・5月号：21-25，2015　　（山本　明美）

こんなことも個人情報漏洩

事例1　家族への漏洩

患者A氏が入院してきました．A氏のことはスタッフBの家族も知っている知人であり，スタッフBは家に帰ってから家族にA氏が入院し，どのような状態であるかなどを話してしまいました．後日スタッフBの家族からA氏に入院していたことを知っていたことが伝わり，A氏は「入院していることは誰にも話してなかったのに，どこから漏れたのか」とトラブルになりました．

対応

この場合は事実確認を行い，A氏には事実を伝え，謝罪を行い今後同じようなことが起きないよう管理することを約束し，大きなトラブルになることを回避します．当事者には，たとえ家族であっても，医療者としての守秘義務を守り，会話の内容も注意するように指導します．

事例2　SNSへの漏洩

SNSの投稿に，スタッフCが本日通勤途中で，倒れているD氏（男性）を発見し，付き添って当院救命センターに搬送し，早期に治療が受けられD氏は軽快した旨が投稿されていました．
SNSを見た救命センタースタッフEはスタッフCとD氏が誰かがわかっていたため，「個人情報漏洩になるのでは」と医療安全管理室に報告してきました．

対応

この場合は，良いことをしたという達成感で，自己アピールとして投稿している可能性が強く，個人情報のことは考えていないと思われます．
まずは，急変対応に関して良いことをしたことはほめてください．そして，患者が軽快したことも共有してもよいでしょう．しかし，良い対応をしたこととSNS投稿は別であることをしっかり伝えていきます．良いことでもSNS投稿によって，個人情報が特定され，個人情報漏洩につながることを認識してもらいます．

事例1は家での何気ない会話の中で話してしまったことであり，事例2は良いことをしたのでSNSに投稿しようと思い，このような形で外部に情報が流れてしまいました．どちらの事例も，当事者たちに悪意はなく，意図的にしたことではありませんが，日常の行動も個人情報漏洩につながっているということを意識して行動しなければなりません．
このようなケースなどは起きる前に，日ごろからスタッフに教育していくことが重要です．個人情報漏洩を予防していくには，大きな情報漏洩を注意喚起していくだけではなく，日常起こりうる例を具体的に挙げて伝えることが効果的です．

（山本 明美）

II

初心者のための
マネジメントガイド

1．マネジメントする　●　62
2．変える　●　72
3．リーダーになる　●　78
4．指導する　●　90
5．研究する　●　108
6．ストレスに対応する　●　120
7．労務管理を知る　●　124

1 マネジメントする
マネジメントラダーとは

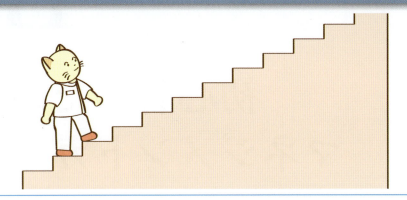

「ラダー」って何？

ラダーとは「梯子」「舵」などを意味する言葉で，「方針」などの意味を含みます．つまり，**段階的な成長（あるいは方針）を示すキャリア開発プラン**と意味づけられます．クリニカルラダーは「臨床能力」を，マネジメントラダーは「マネジメント能力」を開発するツールというわけです．

マネジメントに必要な知識は，クリニカルラダーⅠから育成されていることはすでに述べました（3ページ参照）．それは組織ごとに異なりますが，概ねメンバーシップやリーダーシップ，対人関係能力，教育・指導，看護研究（看護の質評価）などに代表されます．その延長上に「マネジメントラダー」があると考えてください．

マネジメントラダーの内容

通常，「看護の質評価・改善」「教育と研究」「対人関係能力」「労務管理」などの一般的な看護管理の知識と，施設の理念や方針に則った知識で構成されます．マネジメントラダーの一例を「管理1，2」のみ抜粋して示します（表1）．また，必要なマネジメントスキルとして勤務表作成や人事評価など，具体的な項目を列挙している施設もあります（表2）．

当初は，師長も主任も，類似した目標や同じ成果責任になっているものが多かったようですが，最近は段階的な成長を促す意味で，「○○を理解」「○○を活用」「○○を構築」と，課題がわかる内容に修正されてきています．

メリットは？

ラダーの最大のメリットは「**見える**」ことです．少なくとも示された範囲では誤解なく，「学ぶべき知識」「担うべき役割」「問題解決のための努力」など，必要な要素（あるいは方向性）を具体的に把握することができます．ただし「必要な能力＞ラダー」であることを忘れないようにしましょう．

● 期待されている課題がわかる

「主任になったら，何を勉強すればよいのだろう？」「自分には何が期待されているのか？」この本を手に取ったみなさんの疑問に対する答えの一部は，ご自身の施設のマネジメントラダーのなかにあります．もし，施設にラダーがないという方がいらしたら，この本を参考にしてください．施設の理念など特殊な内容以外は，概ね網羅していると思います．

表1 マネジメントラダー例

管理1では「活用」「指導」「支援」が中心となるが，管理2では「監査」「評価」「育成」と役割が変化する．なお，管理1・2では部署での成果責任を負うが，さらに管理3では看護組織としての「運用」「開発」などが求められることになる．

	管理1（主任）	管理2（師長）
看護実践	1. 患者の満足を高める適切な看護を実践し指導する 2. 看護過程の展開が適切に行われるように指導する 3. 日ごろの看護実践で患者の権利が守られるよう指導する 4. 看護の評価を行い，看護の質向上が図れるよう支援する 5. 専門職業人として自ら実践し良きモデルとなる	1. 患者の満足を高める適切な看護が提供されているか監査する 2. 看護過程の展開が適切に行われているか評価する 3. 日ごろの看護実践で患者の権利が守られているか評価する 4. 患者個人への看護サービスの質について評価する 5. 適切な看護技術を提供できるモデルとなる看護者を活用する
管理（役割・責務）	1. 病院の経営状態を把握し，コスト意識を持つ 2. 病院・看護局の方針を理解し，部署・チームの目標達成に向けて支援する 3. 部署運営上のデータ管理および活動分析を次年度に活用する 4. 問題発生時，適切に対処する	1. 病院の経営状態を把握し，部署での対応策を講じる 2. 組織全体を把握し，看護局・部署の課題を明確にして目標設定する 3. 病院・看護局の目標達成に向けて部署全体を統率する 4. 部署運営上のデータ管理，活動分析を次年度に活用する 5. 諸問題発生時，適切に対処し問題解決に導く
教育・研究	1. 看護職員・学生の育成および教育開発を支援する 2. 研究活動を実施，推進する	1. 看護にかかわる内外の人的資源を活用，開発，育成する 2. 研究活動の支援・助言を行う
人間関係	1. スタッフの達成感・満足感を共有する 2. 関連部署と協働関係を築く 3. 職員間で常に良好な人間関係が保てるよう調整する 4. 看護師長とスタッフの連絡調整を行う	1. 相手の特性や状況に合わせ，方針や意図を効果的に伝達する 2. 他部局，他部署との折衝・調整を円滑に行う 3. 職員間で常に良好な人間関係が保てるよう指導する 4. 個人の目標達成に向けての動機づけ・支援する

● 自己評価と他者評価の解離を防ぐ

評価のうえでもっとも困るのは，自己評価と他者評価の解離です．明確な課題の設定や評価基準は，これを最小限にすることができます．たとえば「主任として業務調整を精一杯やった」と頑張った一年を振り返った時，「もっと質改善への取り組みをしよう」という提案をされると，非難されたような気持ちになりませんか？　これを基準という紐でつなぎ「できたところ」「できなかったところ」を明確にしてくれるのがラダーです．

マネージャーとしての目標が明確であれば「業務調整を目標に年3回の担当者面接や個別指導も行っているが，自分自身は具体的な質改善への取り組みを行っていない」と，具体的に自己評価することができます．こうなれば，業務調整が行えたことについての高い評価を受けるとともに，次の課題達成への具体的な対応を相談することができます．

ラダーの考え方を応用する

ラダーの「課題や期待する役割，どのような経験を積めばそれが育成されるのかを，段階的に明確に示す」という方法は，部署の教育やMBO（Management by Objectives；目標による管理）にも通じるものがあります．中長期

表2 マネジメントスキル

スキル・リスト		
批評的思考	安全管理	人的資源管理
意思決定	ストレス管理	人事評価
問題解決	品質管理	現任教育
権限委譲	時間管理	動機づけ
コミュニケーション	労務管理	変革理論
コンフリクトマネジメント	情報管理	勤務調整（勤務表作成）
チームマネジメント（リーダーシップ）	看護研究	

的な目標や課題をスタッフが理解できるように，「事前に」示しておくことが重要です．

主任として目標管理や個々の活動支援を行う機会は多いと思いますが，先に課題を示してもいないのに，後から「○○できてない」というのはNGです．その場合は「私が最初に○○することを，伝えてなかったのが駄目だったね」と反省を伝えましょう．「できてなかった」と伝える何十倍も気持ちよく，目標を修正してくれます．逆に，示していたにもかかわらずできていないことがあった場合は，スタッフ自らの「できていない」という言葉を確認しましょう．そうすれば，ネガティブフィードバックをすることなく，「では，このあとどうすればできるのか考えましょう」と対策を相談することができます．

（濱本 実也）

1 マネジメントする
PDCAサイクルの使い方

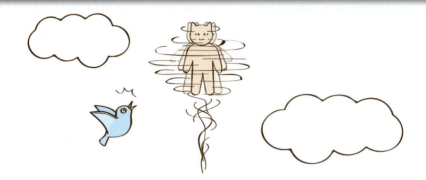

マネジメントは「動」

マネジメントとは「資源を効果的に使って，効率よく目標を達成するための過程（努力）」(2ページ参照) ですから，マネジメントは動き，そして変化することが前提です．一度定めた方法を，評価せずひたすらやり続けることは，マネジメントとは言いません．状況が変われば目標は変わるでしょうし，目指すものが変化すれば達成するための方法を変える必要があります．このように，**状況を鋭敏に察知し適切な方法を検討し続けるマネジメント**を，「**PDCAサイクル**」あるいは「**管理サイクル**」と言います．

PDCAサイクルとは

PDCAとは「Plan, Do, Check, Action」の頭文字であり，計画→実行→評価→改善のサイクルを繰り返す（図1）ことで，その真価が発揮されます．看護ケアに置き換えてみれば，計画を実施し評価することで質の改善を図るという，ごくごく当たり前のサイクルであることがわかります．

PDCAの具体的な内容をまとめます．

Plan：目的のもとに目標を定め，具体的な実施計画を立てます．この時，評価方法や評価基準も明らかにしておきます．

Do：計画にそって実施します．実施したことが明確になるよう記録も忘れずに．

Check：実施状況や達成度だけでなく，計画が目標に合っているのかも評価します．

Action：目標達成度や実施状況，プランの適切性などを評価します．達成度が低い，あるいはプランに問題がある場合には，すみやかに計画を変更します．

スパイラルアップ！

PDCAサイクルは，問題を効果的かつ効率的に改善させる手法であり，らせん状に向上していく（スパイラルアップ）継続的な改善努力を示しています（図2）．このスパイラルアップを成功させるコツは，**方向性を確認しながら小さな（現実的な）サイクルを繰り返し回していく**ことです．小さなサイクルの成功を次の「Do」の原動力にして，徐々に大きなサイクルにつなげることが大事です．最初から大きなサイクルにトライし計画倒れになっては，結果を残せないばかりかスタッフの志気を下げる可能性もあります．

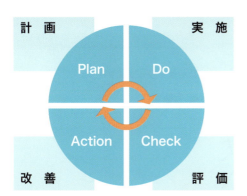

図1 PDCAサイクル

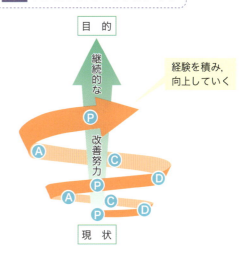

図2 PDCAのスパイラルアップ

成功のカギ

「PDCAを回せば改善する」この言葉に踊らされ，形ばかりのPDCAで失敗した経験を持つ人は少なくないと思います．「プランって，どうやって立てるの？」「何をどう評価したら成果がわかるの？」「やるって，強制！？」「改善って具体的にどうするの？」などなど，臨床でPDCAサイクルを回そうと思ったら，さまざまな疑問に直面します．そもそも，実施するのは自分ではなくスタッフなのですから，**スタッフを動かすアプローチ**こそが成功のカギと言えるでしょう．表1に，PDCAそれぞれの段階での成功のポイントをまとめます．

（濱本 実也）

表1 PDCAサイクル成功のポイント

Plan
スタッフと共に十分に検討しましょう．一方的なプランは「やらされ感」を増し，スタッフが必要性を感じていなければ「実施忘れ」「実施の質の低下」などにつながります．検討の際にはスタッフのアイデアを引き出すようなアプローチを心掛け，プラン立案の段階で「Do」への意欲を高めておくことが重要です．
Plan失敗の最大の要因は「実施の迷いと個人差」です．スタッフが実施の際に迷わないよう，また個人差が出ないよう，できるだけ具体的に立てます．
評価指標は数字で判断できるようにしましょう．折角のPlanも評価ができなければ次につなげることができません．

Do
「チェックリスト」「実施確認」など，実施状況が把握しやすい（誰の目にもわかる）工夫をしましょう．これにより集団の欠点である「個人の手抜き」を減らすことにもつながり，効率性が増します．

Check
特に問題がないかぎりは，評価は3ヵ月，半年など，最初に決めたタイミングで行います．頻繁に行うと，①達成前に評価される（＝達成感が得られにくい），②評価に続くActionも頻繁になり，Planを短期間で安易に変更することになる，などの問題を生じることがあります．
評価の際には感情的な要素が入らないよう，「評価指標にそって客観的に評価」します．

Action
改善のための検討は，PDCAサイクルのなかでは難しい課題の一つです．より効率的に改善策を出すためにも，①成果，問題点，目標とのズレなどを明確に示す，②参加者が改善策を持って会議へ出席する，ことを徹底しましょう．

1 マネジメントする
マネジメントに役立つ理論

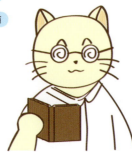

- 動機づけモデル
- X理論とY理論
- 2要因理論
- リーダーシップパターン
- SL理論

理論は役に立つか？

理論とは，さまざまな法則を知識によって体系化したものですから，「知らなくてはならない」というより「知っていれば得をする」と，私自身は考えています．チームを率いるなら，集団心理やリーダーシップ・モデルを知っているほうが動きやすいでしょうし，システムを変える際には変革理論（72ページ参照）を踏まえて実施したほうが成功の可能性が高まるかもしれません．

もちろん，知らなくても上手くいくことはいくらでもありますし，知っていても失敗することもあります．ただ，臨床では「知っていれば別の方法を選択できた」という場面も多いですから，マネジメントのアイテムを獲得するつもりで，興味のあるところから学んでいけるとよいと思います．

動機づけ理論

人間はもともと目的指向的ですから，人を動かすためには**「目的を明確に示す」**ことが最低限必要です．

一方で，人が「動く」ための推進力となるのは**「行動の意欲や動機」**であり，「いかに動機づけるか」，そして行動を喚起する意欲（モチベーション）を「いかに刺激するか」が大きな課題になります．

ここでは，動機づけに関する代表的な理論を紹介します．

● 期待説（Expectancy Theory）による動機づけモデル

V. H. Vroom（1964）が提唱し，L. W. PorterとE. E. Lawler III（1968）らの研究により発展した理論で，**モチベーションは「努力が報酬に結びつくだろうという期待」と，「報酬への魅力・価値」によって高まる**，というものです．

自分の努力によって報酬が得られ，かつ報酬が魅力的である時に動機づけられることになりますので，「努力しても達成の可能性がない」「成果をあげても報酬が得られない（報酬が魅力的でない）」場合には，モチベーションは上がらないことになります．

● D. M. McGregorの X理論とY理論

人間性と仕事に対する意欲（動機づけ）について，2つの対立的な仮説を提唱したものです．

X理論は，大多数の人間は命令されることを好み，安全と安定を何よりも望むと仮定し，これに同意するマネージャーは，仕事を規定・統制し，監督しようとします．一方，Y理論は，

表1 Herzbergの2要因理論

環境要因 満たされなければ不満 満たされれば不満がない	動機づけ要因 満たされれば満足 満たされなければ満足でない
● 組織の制度と管理 ● 職場環境・協力体制 ● 管理方法・監督技術 　（サポート体制など） ● 給料（年収・賞与） ● 人間関係 　（同僚，部下） ● 労働条件・福利厚生 ● 雇用形態・人員配置 　　　　　　……など	● 達成感・やりがい・ 　充実感 ● 賞賛・承認・評価 ● 意思決定・自律性 ● 仕事そのもの ● 成長の可能性 ● 責任感・使命感 ● 昇進など社会的な 　地位 　　　　　　……など

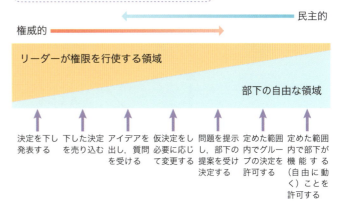

図1 リーダーシップ行動の連続体

（文献2を参照して作成）

人間は適切に動機づけられれば，基本的には自律的かつ創造的に仕事をすると仮定し，これに同意するマネージャーは能力を引き出すようアプローチします．

このように説明されると，X理論やそれに則る監督管理は「悪」で，Y理論やそれに則る管理は「善」のような印象を持つかもしれません．マネージャーとして（もっと言えば人として）Y理論を信じることは理想的ですが，「常に自発的な目標達成意欲があると断定・盲信して対応する」ことが適当であるとは言えません．スタッフが意欲を持って自律して行動できるようになること（Y仮説）を信じ，最初は短期的に指示的・教育的な方法（X仮説に則っているかのようなマネジメント）を選択することもありえます．

● F. Herzbergの2要因理論

職務満足につながる「動機づけ要因」と，**職務不満足を引き起こす「環境要因」**の2要因で説明される理論で，動機づけ要因が満たされた時には満足感を覚えるが，環境要因が満たされても不満足が解消するだけで満足につなげることは難しいことを示しています．

表1にそれぞれの要因についてまとめます．

職務満足を得るには動機づけ要因へのアプローチが，職務不満足を解消するには環境要因へのアプローチが重要であることがわかります．

リーダーシップ・モデル

リーダーには，変化する状況やフォロワーの能力など，さまざまな要因に応じた柔軟な行動が求められます．つまり，効果的なリーダーシップ・スタイルは状況によって変化するというわけです．

● R. Tannenbaumの
　リーダーシップ・パターン

リーダーやフォロワー，人間関係や権威などの状況によって，7種類のリーダー行動を示しており，このうち一つをリーダーが選択して行動するというものです．図1に示すように，選択の幅は「民主的」から「権威的」まで連続していますので，実際には7種類以上のスタイルがイメージできます．先のMcGregorの理論と対比させるなら，民主的リーダーシップはY理論に，権威的リーダーシップはX理論の立場に立っていると考えられます．

● P. Herseyの状況対応リーダーシップ・
　モデル（SL理論）

提唱者のP. Herseyは著書のなかで，状況に

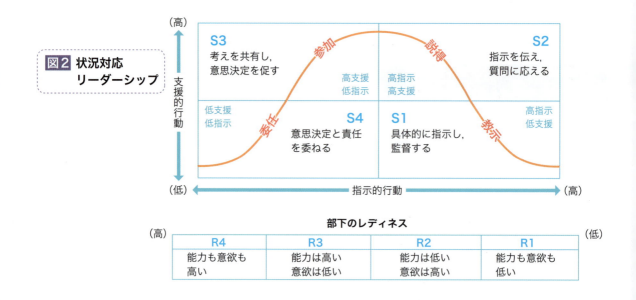

図2 状況対応リーダーシップ

適した用語に変換してモデルを説明する必要性を述べており，ここでは臨床を想定し用語を選択して説明します．
このモデルでは「**リーダーの指示・指導**」「**リーダーの支援**」「**フォロワー（部下）のレディネス**」などの関係により，リーダーシップ・スタイルが選択されます．

S1	平均以上の指示的行動と平均以下の支援的行動
S2	平均以上の指示的行動と支援的行動
S3	平均以下の指示的行動と平均以上の支援的行動
S4	平均以下の指示的行動と支援的行動

リーダーシップ・スタイル

すべての状況に有効な1つのリーダーシップはありません．状況によって適切であったり，無効であったりしますので，状況に合わせたリーダーシップ・スタイルを理解する必要があります．このモデルでは，4つのスタイル（S1～S4）が示されています（図2上）．

フォロワー（部下）のレディネス

ここでのレディネスは「課題達成に対するフォロワーの能力と意欲」を示します．個人の資質や特質ではなく，課題に対する遂行力ですので，課題の内容によって評価は変わることになります．このモデルでは，4つのレベル（R1

表2 レディネスに応じた，効果的なリーダー行動

レディネス	効果的なアプローチ	レディネス	効果的なアプローチ
R1 低能力 低意欲 （不安）	S1：高指示・低支援 ● リーダーが決定し，具体的な説明と細かい指示 ● 失敗に対する不安を減らす 　（責任は監督者がとる） ● 相手の理解度に応じて適量の指導を行う	R3 高能力 低意欲	S3：低指示・高支援 ● 意思決定を一緒に行う ● 不安なことを話し合い，部下にも責任を負わせる ● 判断や仕事をほめ，励まし，信頼関係を築く
R2 低能力 高意欲	S2：高指示・高支援 ● リーダーが決定し，納得できるよう説明する 　（なぜ必要かを示す） ● 双方向のコミュニケーションで，質問に応え，疑問を解消する ● 改善や向上を認めたら，励まし伸ばす	R4 高能力 高意欲	S4：低指示・低支援 ● 仕事や決定権を委任する ● 成果を認め，ほめる ● 行動を観察し，見守る

表3 おもな動機づけ理論・リーダーシップ理論とモデル

提唱者	理論・モデル
F. W. Taylor	**科学的管理法**……アウトプットを増やす最善の方法は技術や方法を改善することであると提唱
G. E. Mayo	**人間関係論**……アウトプットを増やす技術的方法の発見に加え，人間的問題に注意を払うことがマネジメントに役立つと論じた．ホーソン工場研究
C. I. Barnard	**経営者の役割・組織論**……組織を「意識的に調整された人間の活動や諸力のシステム」と定義し，(1) コミュニケーション，(2) 貢献意欲，(3) 共通目的を，組織の3要素と位置づけた
A. H. Maslow	**欲求段階説**……人間の欲求は「生理的」「安全・安定」「社会的」「自我・自尊」「自己実現」の5段階をなしており，生理的欲求が満たされれば次の「安全・安定」の欲求，これが満たされれば「社会的」欲求と，階層になっていると提唱
D. C. McClelland	**欲求理論**……人には，「達成」「権力」「親和」の主要な動機（欲求）が存在することを示した
F. E. Fiedler	**リーダーシップ状況呼応モデル**……リーダーにとって有利・不利を決定する要因として「メンバーとの対人関係」「課せられた仕事の構造」「ポジション・パワー」の3つの状況変数があると提唱
E. A. Locke	**目標設定理論**……人は，目標を達成したいという欲求があり，目標設定によってモチベーションが変わることを示した理論．適切な業務量や目標の設定は，モチベーションを向上させるとしている
三隅二不二	**PM理論**……リーダーシップはP：Performance「目標達成能力」とM：Maintenance「集団維持能力」の2つの能力要素で構成されるとし，2つの能力の大小によって4つのリーダーシップタイプ（PM型，Pm型，pM型，pm型）を示した理論．ここではPとMが共に高い状態（PM型）が望ましいとしている（81ページ参照）
C. Argyris	**未成熟・成熟理論**……「未成熟」から「成熟」に成長する過程において，7つの人格的な変化があるとし，組織における個人の人間的成長に着目した理論
R. J. House & T. R. Mitchell	**経路－目標理論**……目標の価値を明確に示し，目標への到達手順を明らかにする状況をつくることが有効なリーダーシップであることを主張
W. G. Bennis & B. Nanus	**リーダーシップ能力**……リーダーが持つ4つの共通する能力「ビジョンによる結束」「コミュニケーションによる意味づけ」「信頼性の獲得」「積極的自尊心による自己管理」を示した

〜R4）に分類されています（図2下）．

- R1 能力も意欲も低い
- R2 能力は低いが意欲は高い
- R3 能力は高いが意欲は低い
- R4 能力も意欲も高い

意欲は，「意志」「自信」などを示す場合もあります．たとえばR1では「能力が低く不安が強い．自信が持てない」とも解釈されます．

レディネスに応じたスタイルの選択

R1に対する最適なスタイルはS1，R2に対してはS2，R3に対してはS3，そしてR4に対してはS4であるとされています．

効果的であると考えられる具体的なリーダー行動を表2にまとめました．

フォロワー（部下）のレディネスが上がれば，指示と支援の組み合わせを変える必要があり，課題が変われば改めてレディネスを評価し，適切なスタイルを選択する必要があります．先のMcGregorの理論でいえば，課題に対しレディネスが低い部下にはX理論を視野に入れた指導を行い，部下が成長して自律するに従い支援的なY理論を展開するというイメージができます．

あふれる「理論」と多くの「父」

理論は発展し，少しずつ変化し，今なお増え続けています．一方で，心を奪われるような言葉や自分のあり方に強く影響を与える理論が，何十年も前に提唱されたものだったりもします．マネジメントの父「ピーター・ドラッカー」，状況呼応モデルの父「F.E. フィードラー」，多くの偉人が残した知識や考え方に触れることは，この先訪れるいくつかの問題や危機を乗り越える力を，私たちに与えてくれるかもしれません．表3に動機づけやリーダーシップに関する代表的な理論やモデルをまとめました．機会があったらぜひ学んでみてください．なお，概要は私自身の解釈によってまとめていますので，ご了承ください．

参考文献

1) P. ハーシィ，K. H. ブランチャード，D. E. ジョンソン 著/山本成二，山本あづさ 訳："入門から応用へ 行動科学の展開—人的資源の活用（新版）"．生産性出版，2000
2) Tannenbaum R, Schmidt WH：How to Choose a Leadership Pattern. Harvard Business Review, From the May 1973
https://hbr.org/1973/05/how-to-choose-a-leadership-pattern

（濱本 実也）

1 マネジメントする
タイムマネジメント

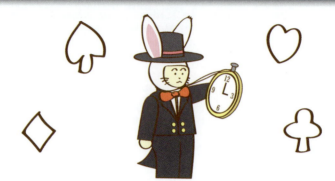

「できない」は，思った以上に「マイナス」

　時間を有効に活用することは業務の効率性を高めるために必要ですが，じつは**「信頼関係」を築くうえでも欠かせない**要件になります．「期限が守れない」これは論外ですが，時間管理のできない人は，私の知るかぎりいつも余裕がなくバタバタとしています．当然，スタッフからはキャパシティの小さい処理能力が低い上司に見えるでしょう．いつ声をかけても忙しそうな上司になど，誰が落ちついて相談したいと思うでしょうか．タイムマネジメントができないことは，管理者としては思った以上にマイナスの結果をもたらすと考えています．

スケジューリング（やること・優先順位・所要時間・期限）

　タイムロスの最たるものは，「何やるんだっけ？」です．個人的には，「どこにやったっけ？」もNGです．忘れることは最大の無駄です．とはいえ，私は忘れっぽいですので手帳が欠かせないというわけです．うっかり忘れるような人間に，重要な仕事は頼めません．やるべきことは，**優先順位と実施期限を明確に**して常に整理しておきましょう．また，それぞれの仕事にどの程度時間がかかるのかも見積もっておくことが大切です．私は基本的にスケジュール帳で管理していますが，その日のうちに済ませる，あるいは電話一本で終わるような仕事は，机の上のメモに羅列します．つまり，「緊急度が高い仕事」と「隙間の時間で終える仕事」が机に書いてあるわけです．

　「やること・期限」を対で考えるという基本的な姿勢は，スタッフ指導の際にも重要です．そうすれば「係目標の評価」「出張の伝達講習」などの依頼に対して，必ず「今月末まででいいですか？」「期限はいつまででしょうか？」という明確な質問が返ってくるようになります．

ToDoリストの失敗

　やるべき仕事を明確にするという意味では，ToDoリストの活用も有効です．ただし，リストアップだけでは優先順位や期限，所要時間や他の仕事との実施期間の重複などがわかりにくいですので，その点注意が必要です．また，項目が羅列されると（人間の習性なのかわかりませんが），やりやすい仕事，短時間に終わる仕事から手をつけてしまい，時間のかかる重要な仕事を後回しにする傾向があるようです．

図1 緊急度と重要度の分類

優先順位は「緊急かつ重要」「緊急だが重要性は低い」「重要だが緊急性は低い」「緊急でも重要でもない」の順で高い．
緊急で発生するものは，対応しなければ重要度が判断できない場合もあるため，優先的に対応する．

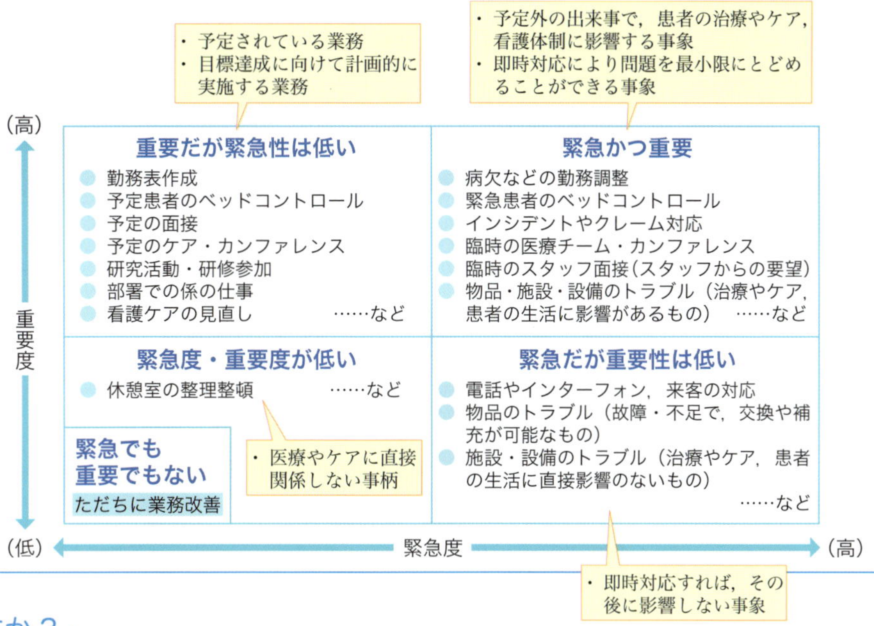

（重要度 高）

重要だが緊急性は低い
- 勤務表作成
- 予定患者のベッドコントロール
- 予定の面接
- 予定のケア・カンファレンス
- 研究活動・研修参加
- 部署での係の仕事
- 看護ケアの見直し ……など

・予定されている業務
・目標達成に向けて計画的に実施する業務

緊急かつ重要
- 病欠などの勤務調整
- 緊急患者のベッドコントロール
- インシデントやクレーム対応
- 臨時の医療チーム・カンファレンス
- 臨時のスタッフ面接（スタッフからの要望）
- 物品・施設・設備のトラブル（治療やケア，患者の生活に影響があるもの） ……など

・予定外の出来事で，患者の治療やケア，看護体制に影響する事象
・即時対応により問題を最小限にとどめることができる事象

緊急度・重要度が低い
- 休憩室の整理整頓 ……など

緊急でも重要でもない
- ただちに業務改善

・医療やケアに直接関係しない事柄

緊急だが重要性は低い
- 電話やインターフォン，来客の対応
- 物品のトラブル（故障・不足で，交換や補充が可能なもの）
- 施設・設備のトラブル（治療やケア，患者の生活に直接影響のないもの） ……など

・即時対応すれば，その後に影響しない事象

（低）← 緊急度 →（高）

「ちょっといいですか？」

役職がつき，タイムマネジメントが難しくなる要因は，2つあります．一つは，**担う役割（委員会などの仕事を含め）が格段に増える**ということ，もう一つは，**ハプニング対応**です．前者は，計画的に実施すればよいだけですので，負担ではありますが（過剰でなければ）問題にはなりません．過剰な場合には，上司と相談して振り分けるようにしてください．

さて，ハプニングへの対応ですが，多くは緊急性を伴いますので最優先で対応する必要があります．「予定外の仕事（ハプニング）」は，時にストレスになりますが，「予定外の仕事が入ったら，（無理にでも）深呼吸をして落ち着く」くらいの余裕を演出しましょう．

スタッフの「ちょっといいですか？」も同じです．仕事をしている上司のところへ来るのですから，多少の勇気と覚悟がいるものです．「なんだ，そんなこと」と思っても，できるだけスケジュールを調整し，ハプニングの一つだと思って丁寧に対応しましょう．

図1に**緊急度と重要度の分類**を示します．内容によっては，このかぎりではありませんが，業務を分類する際の考え方として参考にしてください．

タイムマネジメントもマネジメント

マネジメントは「効率よく目標を達成するための過程（努力）」ですから，タイムマネジメントは目標達成のための一つの方法と言えます．決して「時間の節約」が目的ではありません．時間を調整することの意味や目的を明確にしておかなければ，対策を誤ることもあります．たとえば某病院では，「時間外労働削減」を謳い「毎日の清潔ケアを隔日へ変更」「夕方の抗生剤投与を16時→15時に変更（結果的に朝の抗生剤の投与からの間隔が縮む）」という対策を立てたそうです．クオリティを下げれば，時間などいくらでも捻出できます．残念ながら目的を違えたがための，誤った判断と言わざるを得ません．

タイムマネジメントは，クオリティを上げるためのものです．処理能力を向上させる，あるいは無駄を排除することで「効率的な目標達成を目指している」ということを忘れないようにしましょう．

（濱本 実也）

2 変える
変革理論（セオリーオブチェンジ）

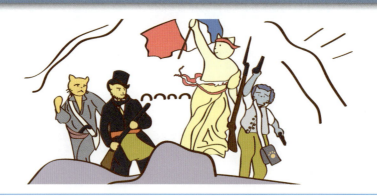

変革する必要があるのか？

　人も，モノも，社会も，時代も，どんどん変化するなかで，組織の有り様だけがいつまでも同じでよいはずがありません．好むと好まざるとにかかわらず変化は起きますし，外の変化，あるいはニーズの変化に応じて，**「変えていく」努力**が求められます．医療とて，変わらなければ淘汰される時代が来るかもしれません．

　マネジメントを行う際には，情報を整理し，状況を正しく理解して，必要であれば「変える」ことを選択しなければなりません．また，自分が選択せずとも「変わる」ことに対応できるスキルを持っておく必要があります．

どう変化する？

　Paul Hersey[1]は変容を4つのレベルでとらえています（図1）．変容の難易度は，知識がもっとも容易であり，次に態度であるとしています．一方，個人の行動を変えることは，先の2つに比べ困難で時間もかかります．集団行動に至っては，非常に困難であり変容にかかる時間も長大です．

　ここでは，2つの変化サイクルが示されています．一つは個人や集団の知識から変化する**「参画的変化サイクル」**で，もう一つは，法律や組織の方針によって課せられる**「規制的変化サイクル」**です．この2つのサイクルは，どちらが正しいというわけではなく，リーダーシップのように状況によって選択，あるいは配分を調整することが大事です．

なぜ，変革に抵抗するのか

　何かを変えようと思ったら，多くの人は抵抗を示します．おもな理由は「これまでの方法への慣れ」「新しいことに対応できないという不安」「個人的なデメリット」「新しい方法が無益で無意味という思い」などであると言われています[2]．変革の際には，この抵抗に対し**「十分な説明と対話」「参加を促す」「技術や知識に関連する不安への支援」「交渉」「強制」**などの手段を講じます．

Lewinの変革プロセス

　心理学者であるK. Lewinは，変革のプロセスを3つの段階で説明しています．まず，現状（既存のシステム）を**「解凍」**し，新たな状況（新しいシステムや枠組み）を導入**「変革」**します．そして，この変革が長く維持されるよう**「再凍結」**します（図2）．

図1 変容レベルと変化サイクル

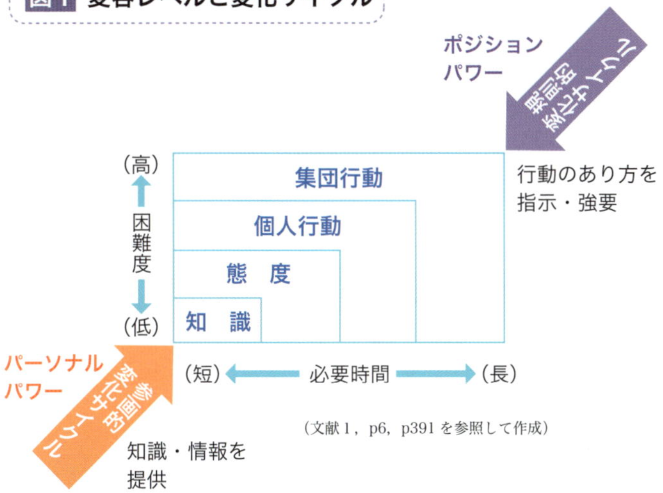

（高）← 困難度 →（低）
集団行動
個人行動
態度
知識

（短）←必要時間→（長）

ポジションパワー：行動のあり方を指示・強要
パーソナルパワー：知識・情報を提供

（文献1, p6, p391を参照して作成）

図2 変革のプロセス

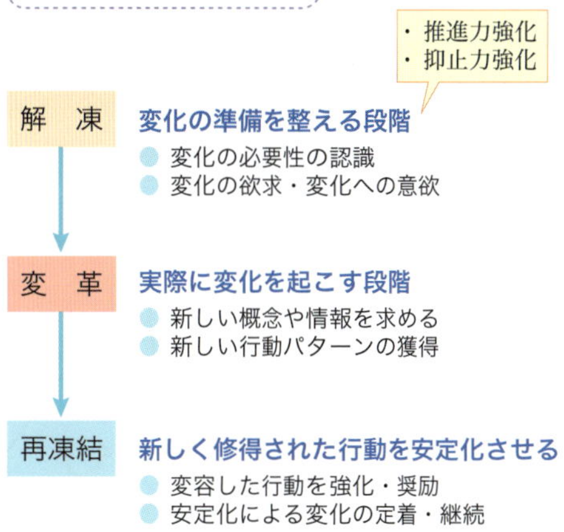

・推進力強化
・抑止力強化

解凍 変化の準備を整える段階
- 変化の必要性の認識
- 変化の欲求・変化への意欲

変革 実際に変化を起こす段階
- 新しい概念や情報を求める
- 新しい行動パターンの獲得

再凍結 新しく修得された行動を安定化させる
- 変容した行動を強化・奨励
- 安定化による変化の定着・継続

● 解凍（Unfreezing）

　解凍は**変化への準備を整える段階**です．まず，習慣やこれまでのやり方から離れてもらいますが，これを推進する力を高めることが重要です．これに対し抑止力が働きますが，これを弱めるよう働きかけます．つまり**推進力の強化**と**抑止力の軽減**の両方を行うわけです．

　たとえば，これまでの方法による問題を示したり，変化の意味や効果を説明したり，変化への意欲を高めたりします．また，推進するものに報奨を与えるなど，賞罰を使ったり，強制したりします．

　この段階がもっとも重要だと言われています．メンバーに「必要性」「効果」「実現可能性」を持ってもらえるよう，働きかけます．なお，変化は「**求められたり命じられたりするよりも，変化に関わったと実感できるほうが受け入れやすい**」と言われています．スタッフを巻き込んだ検討が，変革への早道と言えます．

● 変革（Moving / Transition）

　実際に**変化を起こす段階**です．変化への意欲が高まったところで，新たな方法，プロセス，制度を導入します．ここでも成功のポイントは，スタッフの参画を促すことです．

● 再凍結（Freezing）

　変革が確実に根付くよう，**行動変容を絶えず強化し奨励**します．この段階を十分に踏まなければ，解凍前の状態に戻っていくことがあります．

参考文献

1) P. ハーシィ，K. H. ブランチャード，D. E. ジョンソン 著／山本成二，山本あづさ 訳："入門から応用へ 行動科学の展開—人的資源の活用（新版）"．生産性出版，2000
2) S. P. ロビンス，D. A. ディチェンゾ，M. コールター 著／髙木晴夫 訳："マネジメント入門—グローバル経営のための理論と実践"．2014
　　　　　　　　　　　　　　　　（濱本 実也）

> **コラム**
>
> #### 言葉の使い方
>
> 誰しもネガティブな言葉は受け入れがたいもの．それは非難や否定といった，あからさまな表現だけではありません．たとえば，「できる野球のコーチ」はバッターへの指示を出す際，「低めに手を出すな」とは言わず「高めを打っていけ」と言うそうです．抵抗が予想される変革期には，言葉の使い方一つで結果が変わることもあります．
> 　　　　　　　　　　　　　　　（濱本）

2 変える
クオリティ・インディケータ (Quality Indicator) とは

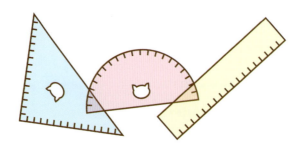

QIって何？

クオリティ・インディケータ (Quality Indicator) とは，根拠に基づいた医療 (EBM; Evidence-based Medicine) の実践を測定するための指標のことで，その目的は「医療の質の向上」にあります．

世界では，2000 年にはすでに QI の測定と公開が始まっており，日本でも 2010 年度から厚生労働省が「医療の質の評価・公表等推進事業」を開始しています．現在はこれを引き継ぐ形で日本病院会の QI プロジェクトが活動しています（評価結果は日本病院会ホームページ上で公表されています）．

具体的には，何を評価するの？

● 医療安全の視点

アメリカの保険制度は日本と違い国民皆保険制度ではないことは有名ですが，米連邦政府が運営する高齢者向け公的保険としてメディケアがあります．このメディケアを管轄している機関 Centers for Medicare & Medicaid Services (CMS) が 2008 年 10 月「Never Events」（決して起きてはならない事象；表1）を発表しました．これは，1999 年に「医療の質向上」を目的に設立された National Quality Forum (NQF) が作成したリストを基につくられたもので，この Never Events に当てはまる事象の結果必要となった医療行為については，メディケアからは診療報酬が支払われないとするものです．Never Events はその後もアップデートされつづけており，現在では予防しうる事象として「感染予防」なども加えられています．

医療過誤や合併症は，可能な限り予防すべきものですから，QI としては最低限の項目を示していると言えます．

● 評価の分類

医療の質は，A. Donabedian が提唱した 3 つの枠組で評価されることが多いです（図1）．

> **A. 構造〈Structure〉**
> 施設・設備・医療機器・医療スタッフの種類や数，スタッフの専門性（資格），基準，マニュアル，ガイドラインなどハード面を評価します．
>
> **B. 過程〈Process〉**
> 実施した診療や看護の内容，スタッフやチームの活動（指導，研修，臨床でのアプローチなど），インフォームド・コンセント，クリニカルパスなど，アウトカムに至る経過を評価します．

表1 2008年に発表された当時のNever Events

1. 転倒と外傷
2. 血液型不適合
3. 空気塞栓
4. 血管内カテーテルに関連した感染
5. 不十分な血糖コントロールによる疾病
6. カテーテル関連尿路感染
7. 股・膝関節置換術後の深部静脈血栓と肺塞栓
8. 術後の異物遺残
9. 冠状動脈バイパス手術，整形外科手術，肥満外科手術後の術創感染
10. 褥瘡

※最新の情報はCMSのサイト（www.cms.gov）内で確認できる．

図1 QIの分類と測定項目例

構造 Structure
a. 施設・設備（バリアフリー，手すりなど）
b. 口腔ケアマニュアルの整備・口腔外科医の配属
c. 皮膚排泄ケア認定看護師の配属・数
d. 周術期外来の設置
e. 薬剤師・検査技師の適正配置

プロセス Process
a. 転倒転落アセスメント実施率・予防対策立案率
b. 口腔ケア実施率・リハビリ実施率
c. 褥瘡対策に関する診療計画書作成率
d. 術前呼吸訓練の実施
e. ワーファリン処方とINR結果に関する院内マニュアル準拠率

結果 Outcome
a. 転倒・転落発生率
b. 人工呼吸器関連肺炎（VAP）発生率
c. 褥瘡発生率
d. 術後肺合併症の発生率
e. ワーファリン処方とINR結果に関するインシデント発生件数

図では，3つの側面のa〜eを対比させて測定例を挙げている．
さまざまなアウトカムに対して，結果を得るために必要なプロセス・構造を検討すると，項目が抽出しやすくなる．

C. 結果〈Outcome〉

疾病の治癒，生存，QOL，再入院率，満足度，医療事故，合併症，自覚症状，コストなど，診療や看護を提供した結果に関するデータを評価します．

本来，評価・改善したいものはアウトカムです．近代的な美しい病院であっても，死亡率が高いようでは入院したくはありません．また，「一生懸命に頑張っている」というプロセスが紹介されても，それで患者にどんなメリットがあるのか「結果」が知りたくなります．しかしながら，アウトカムだけを評価・比較するとなると，重症な患者を受け入れている病院ほど医療の質が悪いという結果になってしまいます．重症度や疾病などで調整してデータを比較することが必要ですが，100%補正することは不可能です．そのため，**構造・プロセスも合わせて評価し，総合的に判断する**ことが重要です．

どのように活用できる？

QIを明らかにし各施設がこのデータを公開することで，「医療（または看護）の水準」を多施設で比較することができます．一般の方は，病院を選ぶ際の指標として活用できますし，病院側も自施設の水準を知ることで弱みや強みを知り，組織としての課題を見いだすことができます．また，定期的な評価により，質が上がっているのか，悪化しているのか判断する材料にもなります．

管理者は，自らもこれらのデータを収集し，研究的な視点を持って分析し，ケアや医療の改善に努める必要があります．

可視化とフィードバック

QIに限らず，成果を可視化することは，スタッフへの指導上も有用です．改善していれば，スタッフの努力の成果としてフィードバックすることができますし，悪化していれば問題を抽出し改善案を検討する機会を得ることができます．また，数字で（あるいはグラフなどで）明確に示せますので，「○○できていないわよ」などと，わざわざネガティブな言葉を伝えなくてすみます．

（濱本 実也）

2 変える
交渉の進め方

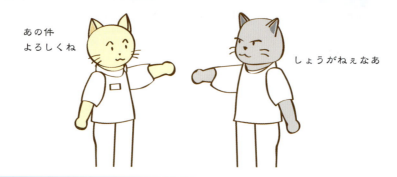

交渉はマネジメント技術の一つ

交渉というと，何か難しいような，悪知恵のような，ネガティブなイメージを持つ方もいるかもしれませんが，交渉は**問題の調整または解決のための一つの手法**です．マネジメントを効率的かつ円滑に行うためには，欠かせない技術の一つと言えます．

どうアプローチする？

● 交渉スタイルによる分類

交渉には3つのスタイルがあります．共通理解と合意を主軸とする「協調的アプローチ」，勝利を目的とする「競合的アプローチ」，そして，この2つのアプローチの問題を克服すると言われる「原則立脚（ハーバード）型アプローチ」です．

①**協調的アプローチ**：互いに協力し情報を共有し，互いの意見を引き出しあいながら本質的な問題を探り，対策を検討します．信頼関係に基づくコミュニケーションで，互いに満足のいく結果を目指します．意思のぶつかりあいを避け，合意を強調しますが，どちらかが譲歩したり，和解するために不利な条件をのんだりすることもあります．

②**競合的アプローチ**：相手に勝つことを目標とし，説得のためにさまざまな手段を使います．また，自己主張が強く攻撃的な態度で挑みがちになるため，敗者は不満足感を残すことになります．交渉による摩擦が将来的にどう影響するのかを考えておらず，その瞬間は相手を説き伏せた（相手に勝利した）としても，将来的には多くの敵をつくることになるかもしれません．

③**原則立脚（ハーバード）型アプローチ**：交渉人と問題を分離して考え，互いに問題解決者として双方に有利な選択肢を探ります．結論は，意思とは無関係な客観的基準に基づいて判断します．

交渉スタイルの選択：競合的アプローチは，短期的な解決をもたらす可能性が高いですが，不信感や禍根を残す可能性もあります．協調的アプローチは，多少時間を要しますが，話し合いによって出た対策の成果は，両者の成功体験として蓄積され次の問題解決の際の関係性を良くするかもしれません．原則立脚型アプローチは，両者の限界を克服する手法と言われていますが，万能ではありません．交渉スタイルを考える時は，**状況や相手に応じて**，また**それぞれの利点や欠点を理解して**，選択しましょう．

● 交渉結果による分類

関係性と合意の重要度から，目指す交渉結果を選択する方法で，互いに成果がでる「**Win-**

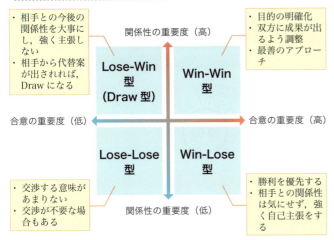

図1 関係性と合意の重要度によるアプローチの選択

- 相手との今後の関係性を大事にし，強く主張しない
- 相手から代替案が出されれば，Drawになる

- 目的の明確化
- 双方に成果が出るよう調整
- 最善のアプローチ

- 交渉する意味があまりない
- 交渉が不要な場合もある

- 勝利を優先する
- 相手との関係性は気にせず，強く自己主張をする

表1 交渉のテクニック

質問する（相手の意見をより深く知る．主導権を握るうえでも有用）
相手を尊重したうえで，自分の意見を述べる
感情的にならない（わざわざ相手の気分を害そうとしない）
問題を焦点化する（双方のニーズを満たすために必要）
皆で解決案を検討する（参画は一体感と満足度を向上させる）
実現可能な案を絞り込む，または優先順位をつける
代替案を持っておく（自分に余裕が生まれる）
説明はシンプルに（シンプルな理論のほうが受け入れられやすい）
納得できない時には，はっきり「NO」を示す
説得では納得を引き出せない（説得は，自分を正当化し，自分の気持ちを優先する行動．信頼を失う場合もある）
気まずい時の3ヵ条 1．行動を合わせる（相手がお茶を飲んだら，自分も飲む） 2．本論以外は言葉を合わせる 　　　（「暑いですね」→「本当に暑いですね」） 3．テンポを合わせる（相手がゆっくりなら，こちらもゆっくり）

Win型」，勝利を目指す「**Win-Lose型**」，勝利より今後の関係性を重視する「**Lose-Win型**」「**Draw型**」，交渉自体の意味がきわめて低い「**Lose-Lose型**」があります．（**図1**）．

先の交渉スタイルで言えば，Win-Win型は原則立脚的（時に協調的），Win-Lose型は競合的，Lose-Win型は協調的アプローチの対応が選択できます．

事前の準備

● 場をつくる

交渉は，少なからず相手に変化を求めるものですので，なるべく**緊張や警戒心をもたれないような雰囲気**をつくることが大事です．ポジティブな感情はポジティブな雰囲気から生まれると言います．交渉をうまく進めるためにも，「場を整える」準備をしましょう．

たとえば，部屋は広すぎないところを準備しましょう．異常に広いと緊張感を生みますし，落ち着かず話し合いに集中できなくなる可能性があります．

● 空腹時を避ける

空腹では，集中力が維持できず，アイデアが拡散しやすいと言われています．また，感情的にもなりやすいので，空腹時は避けましょう．

● 時間に余裕を持つ

時間の制限があっては気持ちも焦りますし，タイムリミットが近づくと集中力も低下します．急いで結論を出したり，焦りにつけ入れられたりしないためにも，時間にゆとりを持って対応しましょう．

● 事前情報を確実に

状況，結果，過去の情報など，できるだけ関連する情報を持って交渉の場につきましょう．自分が持つ情報のなかに「不足」「まちがい」があった場合には，「状況をわかっていない」と判断され，主導権を渡すことになります．特に事実確認はしっかりしておきましょう．

交渉を進める

交渉を進めるにあたってのテクニックを**表1**にまとめます．ここには，交渉の際に陥りやすい問題を回避する方法も含まれていますので，参考にしてください．

どのような方法を選択して交渉を進めるとしても，職場での交渉であれば「今後の関係性が一切不要」ということはないと思います．交渉の場に応じてくれたことに感謝し，肯定的な気持ちで話を終えられるよう努めることが大切です．

（濱本 実也）

3 リーダーになる
リーダーシップとは

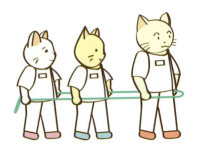

リーダーとは何をする人？

今日からリーダーを行うことになったあなたは，まず何を意識するでしょうか．やらなければならないリーダーのお仕事はたくさんあるかもしれませんが，リーダー業務と言われる事務的な処理や医師とのやりとり（これも大事なお仕事なのですが）などにとらわれず，本来あるべきリーダーとして役割を発揮することが求められています．

リーダーのもっとも重要な役割は，**組織(チーム)を同じ目標に向かって活動ができるように調整**することです．メンバーと目標を共有し，その目標を達成するために活動するのです．では，どうしたら効果的なリーダーシップを発揮することができるのでしょうか．ここでは基本的なリーダーシップについて考えてみましょう．

理想的なリーダーシップとは？

もちろん，リーダーになったその日から突然効果的なリーダーシップを発揮することは非常に難しいことです．昨日まではメンバーとして自分の仕事の時間配分を決め，困った時にはリーダーに相談し，一日を終えていたかもしれません．しかし，リーダーとしての役割を担うようになると，予期せぬ出来事や困難に直面し，難しい場面での判断を求められ，他者や他部門からさまざまな要求をされます．時には，一生懸命やっているのに他者から疎まれるようなこともあるかもしれません．それでも，リーダーはリーダーとしての役割を果たさなくてはなりません．

では，理想的なリーダーシップとは何なのでしょうか．リーダーとしてメンバーとどのようにして問題を解決していくべきなのでしょうか．

リーダーシップは**あらゆる状況において変化**させていくものであり，状況や場面，そこに関連する人々，環境，システムなど総合的にそして多角的に分析，判断していかなければなりません．その場の状況によって変化させていくため，正解を判断することは難しい場合が多いです．きっとリーダーのベテラン看護師でも，「これでよかったのだろうか？」と悩むこともしばしばあるでしょう．リーダーシップは経験を繰り返して習得することもたくさんあります．リーダーは一日にしてならずです．時間をかけて，自分のリーダーシップスタイルを考えてみることも必要です．

● 先人に学ぶリーダーシップ

ここで，先人がリーダーシップをどのように

図1 SOARモデル

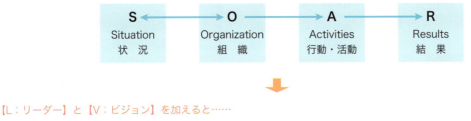

【L：リーダー】と【V：ビジョン】を加えると……

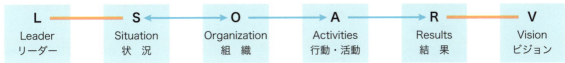

(文献1, pp91-92より引用)

詳細は本文次ページ参照

表現しているか見てみましょう．

> リーダーシップとは，集団の目標に進んで努力するよう，人々の活動（行動）に影響を及ぼすこと
> George R. Terry

> 状況の中で，特定の目的，ないし目標の達成のために，コミュニケーション・プロセスを通してふるわれた影響力である
> Robert Tannenbaum, Irving R.Weschler, Fred Massarik

> リーダーシップは，共通の目的の達成のため，従う人たちに影響を及ぼすことである
> Harold Koontz, Cyril O'Donnell

このほかにもリーダーシップについて多くの人々が説いていますが，これらを見てみると，「状況」「目標達成」「影響」などがキーワードになっていることがわかります．まとめてみると，「**与えられた状況で，目標達成のため，個人，ないし集団に影響を及ぼすプロセス**」「**人々とともに，または通じて，目的を達成すること**」であると言えるでしょう．

リーダーに必要なスキル

では，このような目的を達成するためには，リーダーはまず，どのようなスキルを持っていなければならないのでしょうか．

リーダーシップには，以下の3つの基本的能力（スキル）が必要[1]と言われています．

1. 診断的能力
2. 適応能力
3. コミュニケーション能力

1つめの「診断的能力」とは**知的能力**であり，まず状況を理解することで，現状から今後どのように変えていくべきかを見通す力です．2つめの「適応能力」とは**行動力**であり，現状と目標の差を埋めるために，自分の行動や周囲を状況に合わせて変化させていくこと．3つめの「コミュニケーション能力」は物事の処理能力であり，状況を理解し変えていくために，自分の意思などその内容を相手に**わかりやすく伝達する能力**です．この3つが備わってこそリーダーがリーダーシップを発揮し，目的を達成できるのです．

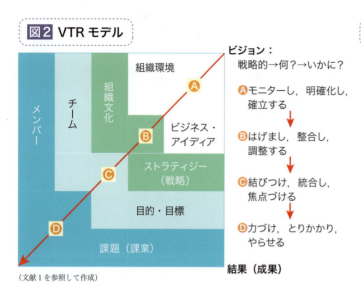

図2 VTRモデル

ビジョン：
戦略的→何？→いかに？
Ⓐ モニターし，明確化し，確立する
Ⓑ はげまし，整合し，調整する
Ⓒ 結びつけ，統合し，焦点づける
Ⓓ 力づけ，とりかかり，やらせる

結果（成果）

（文献1を参照して作成）

図3 マネジリアル・グリッド

人間への最大の関心．友好的関係のみを重視する	業績と人間の両方に関心を示し，動機づけを重視しながら好成績をめざす
どちらにも無関心．無責任なリーダー	業績への最大の関心．結果のみを重視する

人間への関心 ↑　業績への関心 →

リーダーシッププロセス

では，次にリーダーシッププロセスについて考えてみましょう．

もちろん，リーダーシップはリーダー単体だけでは発生しません．メンバーなどリーダーを含めた複数の人物で構成された組織（またはチーム）内で行われるものです．また，職場のみならず学校，家庭など，あらゆる状況においても発生するものです．

そして，リーダーやメンバーなどの役割関係だけでなく，個人が誰か他人の行動に影響を及ぼそうとしている時には，どの立場であっても潜在的リーダーとなり，その影響の対象は，潜在的フォロワーとなります．

要するに，チームのメンバーがたとえ，「リーダー」という役割を持っていなくても，メンバーがリーダーシップを発揮することは可能であり，組織内で共有している目標達成のために必要となる場合もあります．後述する「共有型リーダーシップ（Shared Leadership）」は，まさにリーダーという役割を持った人物のみならず，チームメンバー全員が場面場面でリーダーにもフォロワーにもなりうる変革型リーダーシップという考え方です．

リーダーシップモデル

では，リーダーとして成果を挙げるためにはどのような要因が必要となるのでしょうか．ここでは，SOARモデルとVTRモデルの2つを使って考えてみましょう．

● SOARモデル
（SOAR Peak Performance model）

SOARモデルでは，「状況（Situation）」と「組織（Organization）」の関係は，「結果（Results）」を生む「活動（Activities）」に結びつくとされています（前ページ図1上）．

このSOARモデルに，「L（リーダー）」を加えると，前ページ図1下のようなモデルとなります．リーダーは状況に影響する力の一つです．組織に影響を及ぼして結果を上げるには，リーダー一人の力では不十分です．組織を成果へ向かわせる因子には「V（ビジョン）」が必要であり，ビジョンとは，思想・観念・夢として現れる内面的なもの——組織の中心をなす価値観，欲求によって描かれた将来像です．

● VTRモデル（Vision to Result Model）

VTRモデルでは，リーダーシップを成功させる構成要素は「ビジョン」「変化・変革」「実施・実行」「結果・成果」ですが，課題遂行の

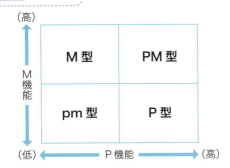

図4 PM理論

P：目標達成行動　M：集団維持行動
PM型……目標達成の行動も集団維持行動も高い
M型 ………集団維持行動は高いが，目標達成行動は低い
P型…………目標達成行動は高いが，集団維持行動は低い
pm型……目標達成の行動も集団維持行動も低い

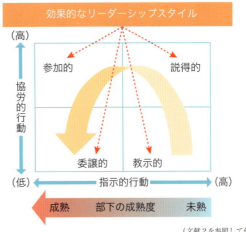

図5 状況即応モデル 詳細は次ページ参照

（文献2を参照して作成）

順序とあり方について，これらが図2のように展開されています．

この図のように，リーダー（シップ）は，右から左へ対角線にそって動き，各レベルでチャレンジすることになります．リーダーの役割は，**ビジョンから成果へ，戦略から戦術へ，変革から協働へ結びつける連鎖の役割**を担うことです．リーダーとしてビジョンと成果を結びつけることはとても重要であることがこのモデルからもわかるでしょう．

リーダーシップ理論

● 類型論

リーダーシップについては，古くから考えられてきており，1930年代には「類型論」としてリーダーシップをタイプに分ける考え方が生まれました．そのタイプは3つあり，「**権威型**」「**放任型**」「**民主型**」に分けられます．

「権威型」はこと細かく指示を出すタイプで，「放任型」は必要最小限の指示だけを出し，あとは放っておく，「民主型」はリーダーとメンバーが一緒に話し合い，一緒に作業に取り組むタイプです．

それぞれに特徴があり，「権威型」はメンバーが依存的になり，自ら考えることをしなくなりますが，安全性や品質は一定となります．「放任型」は作業にムラが発生したり，サボる傾向になり品質は低下します．「民主型」は友好的であり質も良いですが，時間がかかるという難点があります．

それでは，すべての事象や組織で「民主型」のリーダーシップが良いリーダーシップなのでしょうか．緊急時にはメンバーの意見を聞く時間はないかもしれませんし，能力の高いメンバーで構成されたチームでは，放任していても率先して問題を解決することができるかもしれません．要するに，リーダーシップは形ではなく，メンバーの能力や状況によって変化させることがとても重要であると言えるでしょう．

● 特性論

その後，「特性論」というリーダーシップのタイプに優劣はつけない考え方が生まれました．**マネジリアル・グリッド（図3）とPM（パフォーマンス・メンテナンス）理論（図4）**が代表的であり，人間への関心と業績への関心についてタイプを分けた考え方です．

これらは，単純な労働を行っている対象者で研究されており，支配・統制し集団を牽引するリーダーシップと言われています．では，自立した高度な専門職ではどうなのでしょうか？

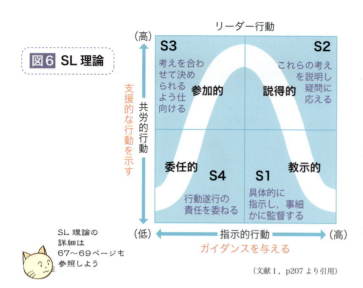

図6 SL理論

S1：教示的リーダーシップ
具体的に指示し，事細かに監督する（タスク志向が高く，人間関係志向の低いリーダーシップ）
→部下の成熟度が低い場合

S2：説得的リーダーシップ
こちらの考えを説明し，疑問に応える（タスク志向・人間関係ともに高いリーダーシップ）
→部下が成熟度を高めてきた場合

S3：参加的リーダーシップ
考えを合わせて決められるように仕向ける（タスク志向が低く，人間関係志向の高いリーダーシップ）
→さらに部下の成熟度が高まった場合

S4：委任的リーダーシップ
仕事遂行の責任を委ねる（タスク志向・人間関係志向ともに最小限のリーダーシップ）
→部下が完全に自立性を高めてきた場合

SL理論の詳細は67～69ページも参照しよう

（文献1，p207より引用）

● 状況対応論（状況即応モデル）：コンティンジェンシー・アプローチ（Contingency approach）

　21世紀で求められているリーダーシップとは，メンバーそれぞれの自立を促すことであり，利用者に合った最善のサービス（質の高いサービス）の提供を目指さなければなりません．そこで，状況に合わせて使い分けをしていく「状況即応モデル」が提唱されました（前ページ図5）．

　重要なのは，**メンバー個々の習熟度を知り，個々に合わせたアプローチを行うこと**と，**集団の特性や状況に合わせてアプローチを変化させること**です．そのためには，リーダーはチームやメンバーがどのような状況にあるのかを判断しなければなりません．

● SL理論（Situational Leadership Theory）

　SL理論は，1977年にP. HerseyとK. H. Blanchardが提唱したリーダーシップ条件適応理論の一つです．**部下の成熟度によって，有効なリーダーシップスタイルが異なる**という前提に拠ります．前述のコンティンジェンシー・モデルの状況要因を掘り下げて，部下の成熟度に着目し発展させました．

　SL理論では，縦軸を仕事志向，横軸を人間志向の強さとして4象限に分け，それぞれの状況でリーダーシップの有効性（指示決定の指導の強弱，説得・参加型スタイルなど）を高めていくにはどうすればよいかを示しています（図6）．

● 変革的リーダーシップ理論（Transformational Leadership）

　変革的リーダーシップ理論は，1980年代以降に大きく広がってきたリーダーシップ理論の一つです．変革型リーダーシップ論では，組織を成功へと導くためのリーダー行動に焦点が当てられ，**組織にビジョンを提示しながら他者を導き，動機づけ，組織変革を達成する**ことがリーダーシップの行動であるとしています．J. M. Burnsによれば，変革型リーダーシップは，フォロワーに対して，報酬や懲罰を与えるだけでなく，高いモラルを持ってフォロワーと関わり，フォロワーの価値観や態度を変化させ，組織全体に好ましい結果や利益をもたらすリーダーシップです．

　またJ. P. Kotterは，「リーダーシップ」を，組織を効率的に管理する「管理能力」とは異なるものとして位置づけ，管理能力が組織を動かすために重要であるとしながらも，変革の時代における必要な要素として，「リーダーシップ」の重要性を強調しています．「リーダーシップ」

表1　変革型リーダーの特徴

1. 魅力あるビジョンをつくりだし，それを明確にメンバーに伝えることができる
2. ビジョンを実現化する戦略を構想し，メンバーに，達成できる期待を与えることができる
3. メンバーとのコミュニケーションを通じて，彼らからより多くの貢献を引き出す
4. メンバーにとって理想の役割を演じることができる
さらに，変革を成功に導くための8段階のプロセスを次のよう提唱し，組織の変革を強力に推進するリーダーの役割とその重要性を説明しています．
    (1) 緊急課題であるという認識の徹底
    (2) 強力な推進チームの結成
    (3) ビジョンの策定
    (4) ビジョンの伝達
    (5) メンバーのビジョン実現に向けてのサポート
    (6) 短期的成果をあげるための計画策定・実行
    (7) 改善成果の定着とさらなる変革の実現
    (8) 新しいアプローチを組織に根づかせる

は組織の将来ビジョンを明確に，メンバーの能力をビジョン実現に向けて結集し引き出す力であるとし，変革型リーダーの特徴を表1のようにとらえています．

● 共有型リーダーシップ
（Shared Leadership）

共有型リーダーシップは，各人に権限を与え，それぞれの専門分野でリーダーとしての役割を担う機会を提供し内発的力を発揮します．内発的とはメンバーそれぞれが権限移譲されたなかで，自己実現と全体目標を一致させながら行動してゆくメンバー本人の力です．ここでいう権限移譲とは，目標やゴールをリーダーと合意・共有したうえで，執行責任をメンバーに持たせ，自主的に行動させることです．そのため，メンバーは自律し，自分の行動に責任を持つ立場となります．

また，同じ目標を持つリーダーや仲間とお互いに共感しあい，相互にリスペクトがあります．共有型では，多様性を認めることで成長やイノベーションを促進し，権限移譲（エンパワー）が行われ，自律的行動が可能となります．また，方向性を理解したなかで変化にそれぞれが対応します．

したがって，共有型リーダーシップとは，表2のようにまとめられます．

表2　共有型リーダーシップ

1. リーダーとメンバーが水平関係にある
2. 一人一人が内省し，ビジョンをもとに互いに誘発し，リーダーシップをとる
3. メンバーの特性や能力を活かす
4. その時，その場に必要なリーダーシップ機能を多数のメンバーが分かち持つことができる
5. あらゆる状況に対応できる

集団が健全に成長していくためには，この共有型リーダーシップの風土を形成することが必要となります．

参考文献

1) P. ハーシィ，K. H. ブランチャード，D. E. ジョンソン 著/山本成二，山本あづさ 訳："入門から応用へ 行動科学の展開―人的資源の活用（新版）"．生産性出版，2000
2) 山口裕幸："チームワークの心理学　よりよい集団づくりをめざして"．サイエンス社，2008

（八木橋智子）

3 リーダーになる
副師長（主任）に求められること

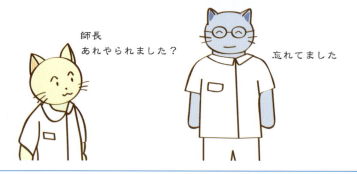

副師長（主任）は楽しい

　私は，副師長（主任）ほど楽しい役割はないと思っています．「はあ?!」と疑問符で返されてしまいそうですが，本当にそう思っています．しかし，その立場であった時に毎日そう実感していたわけではなく，残念ながらその自覚はあまり持てていませんでした．今ではもっと楽しんでおけばよかった……と少し後悔しています．

　実際いま，副師長（主任）の役割を担っている方はどうでしょうか．楽しんでいるでしょうか．もし楽しんでおられない方がいるなら，それはなぜなのでしょうか．

改革者たれ

　副師長（主任）の役割はまさに「**リーダーの中のリーダー**」です．そしてリーダーは改革者であり，ビジョンに向かって突き進む人です．かといって，「突っ走る」わけではなく，手を替え品を替え，メンバーと試行錯誤しながら進むことができます．メンバーである皆と目標達成に向かって好きなことができるなんて，そんな楽しいことはありません．「好きなこと」とはもちろん「好きなことだけ」「やりたいことだけ」ではありません．組織にとって必要なことを明確にし，そのためにしなければならないことをメンバーと共有し「これにしよう！」と決めたことに向かって「好きなように」進むのです．それがうまくいった暁には，確実に大きな達成感を得ることになるでしょう．

　しかし，実際はそんな簡単にはいきません．もしかしたらうまくいかないことのほうが多いかもしれません．しかし，うまくいかなかった時は，何がいけなかったのか考え，目標を定めなおして計画を練りなおして，また走り出せばよいのです．

　私は副師長（主任）には，守りに入ってほしくないと思っています．なぜなら，あなたの後ろには「師長」がついているのです．たとえ何かうまくいかないことがあったとしても，いざという時には師長が助けてくれるはずです（またしても「はあ?!」と返されてしまいそうですが）．

　もしそうでないならば，それはもしかしたら事前の「根回し」に問題があるのかもしれません．副師長（主任）は誰よりも**師長と綿密な計画を立てておかなければならない**のです．さらに大前提として，**師長と目標を共有**していなければなりません．「なぜその目標なのか」「目標達成による成果は何か」を師長と共通認識し，そのための作戦であることがブレてはならないのです．

表1 上司をマネジメントするためのチェックリスト

上司と上司の置かれた状況を理解する
- 上司の目標とゴール
- 上司のプレッシャー
- 上司の強み，弱み
- 上司が好む仕事上のスタイル

自分自身とそのニーズを評価する
- 自分自身の強み，弱み
- 自分の個人的スタイル
- 権威者に依存する時の自分の傾向

以下の条件を満たす関係をつくり，維持すること
- 自分のニーズとスタイルの両方に合致する
- 相互に対する期待がはっきりしている
- 上司に常に情報を提供する
- 信頼と誠実を基盤とする
- 上司の時間，諸資源をむやみに使わない

（文献1より引用）

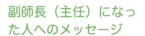

副師長（主任）になった人へのメッセージ

副師長（主任）は挑戦者！
率先して改革しよう！
常に「なぜ」「なに」という思考を持って！
守られるもの（師長）がある強み
上司をマネジメントする
自分を理解する
信頼性と正直さ
人を大切に！

（八木橋）

上司のマネジメント

自分や上司（師長）および組織にとって最善の成果を得るためには，「上司をマネジメントする」ことが重要であると，『リーダーシップ論』の著者 J. P. Kotter は述べています．

上司をマネジメントするためには，自分自身の立場はもとより，**上司自身と上司の置かれている状況を理解する**ことが必要です．さらに，上司の目標とプレッシャーの大きさ，強みと弱み，上司にとっての組織上および個人的目標，上司の得意分野は何で弱点は何か，どのような仕事のスタイルを好むのか，対立によって力を発揮するほうか，あるいは衝突を最小限に抑えようとするタイプかなども押さえておきます（**表1**）．これらの認識を持たずに上司に接するのは，目をつぶって歩いているようなもので，不必要な衝突や誤解，問題を必ずまねく[1]とまで述べています．

自分自身のマネジメント

また，さらに上司だけでなく，**自分自身で自分のニーズや弱み，スタイルを把握しておく**ことも不可欠です．

上司と部下の上下関係は一種の相互依存関係ですが，部下が上司の決定に反発し上司からの制約を受けることに対して，強烈で直情的な拒否反応を示すことがあります．心理学者はこの反応を「反依存的行動」と呼んでいます．

これとは正反対に，「過剰依存的」な上司の判断がまちがっているとわかっている時でも，怒りを抑え，非常に迎合的な態度をとる部下もいます．異論を唱えたほうが好ましい時や，もう少し情報を提供すれば上司が簡単にその決定を覆すと思われる時でも，黙って上司に賛成してしまうタイプです．それは，目前の問題に対して責任を放棄しているわけで，その意味ではどちらのタイプも上司に対して，非現実的な幻想を抱き，「**上司も人間であり普通の人と同様，不完全で過ちを犯す**」という事実を見落としています．

上司と自分の両方を明確に理解できれば，双方に合った仕事の進め方が確立でき，お互いが相手に何を期待しているかが明確となり，両者ともより**生産的**で**効果的**に仕事ができるようになるのです．

参考文献

1) J. P. コッター 著/黒田由貴子 監訳："リーダーシップ論 いま何をなすべきか". pp117-141, ダイヤモンド社, 1999

（八木橋智子）

3 リーダーになる
リーダーシップスキルの磨き方

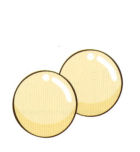
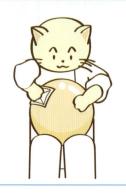

状況判断を見きわめて，対応策を見つけ出す

リーダーには，チーム（組織）の現状を常に分析し，見極めることが必要です．状況判断が不足していると，適した対応を見いだすことはできません．

前述したように，リーダーに必要なスキルは「診断的能力」「適応能力」「コミュニケーション能力」ですが（79ページ参照），リーダーの役割を担う対象がどのような状況にあるかを常に考え，対応策を見つけ出さなければなりません．

そして，目標は何か，メンバーと目標を共有できているか，自立度の程度はどのくらいか，どこまで指示すべきか，評価はどうするか，フォローアップをいつどのように行うかなどの計画を立てていかなければなりません．そして，その行動は対象（チーム・個人）のレベルによって変化させていく必要があります．

事例に学ぼう

さて，次のような状況に遭遇したらリーダーのあなたはどうするでしょう．

> 今日の日勤メンバーは，1年目看護師，2年目看護師2名，あとは自分の先輩にあたる10年目看護師である．
> リーダーの私は2年目看護師が担当している患者Aの容体が悪化したため，そのサポートを行っていた．その最中に，1年目看護師が担当している患者Bが急遽MRIの検査を行うことになった．しかし，その1年目看護師は検査出しを経験したことがない．そのうえ，もう一人の2年目看護師から患者Cが廊下で転倒したとの報告を受けた……

ここでは決して，感情的に苛立ってはいけません．まずは何を優先すべきかを冷静に考えます．優先すべき事項は，

① 患者Cの状況の把握：
　　　　転倒の程度と対応策
② 患者Aの容体観察：
　　　　病状経過とそのサポート
③ 患者CのMRI検査の調整

そして，この3つの事項を達成させるために何を実践すべきでしょうか．

表1 リーダーシップスキルを高めるためのポイント

診断的能力
1. 何が起きているのか確認する →これから何をすべきかのヒントにする
2. メンバーをよく観察する（どのような段階にあるか →指示はどのくらいか）

適応能力
1. 変化に対応する ビビらない
2. 突発的な出来事が起きた時を想定しておく
3. 状況を打開する方法を考え，提示する．小さな目標を達成する

コミュニケーション能力
1. 説明を怠らない（状況判断の材料にもなる）
2. 感情をコントロールする（可能な限り冷静に．でも何を考えているのかわからない人にはならないようにする）
3. 相手の考えを聞く
4. くよくよしない

● 実践1

自分以外のメンバーに，いま起きていることを伝達します．メンバー全員に皆の力が必要であることを訴えます．特にメンバーの先輩看護師（10年目看護師）に状況を説明し，助けを求めます．

● 実践2

患者の安全を確保するための人員を，調整します．患者Aから離れることができない私は，患者Cの状態把握と対処を10年目先輩看護師に依頼します．患者Cの対応に人員が不足している場合は，一時的に2年目看護師を配置し，患者Aの対応を自分が行います．

● 実践3

患者CのMRI検査が今すぐに必要なことなのか主治医に確認をとります．調整が可能であれば，検査部門にも現状を伝え，時間調整を依頼します（依頼するように2年目看護師に依頼します）．

● 実践4

起きてしまったことではなく，その後の非常事態を皆の力で乗り切ることができたことを共有し，ねぎらいます．自分一人では対処できなかったが，メンバーの力で実施できうる最高の対応となったことを皆に伝えます．

● 経験がスキルを磨く

このような事例を通して，事態を的確に判断し，その事態に見あった対策を，他者と連携してコミュニケーションをとりながら，最善の対応を繰り返していくことで，その場の状況に合わせた対応が可能となります．当然ですが，まったく同じシチュエーションは臨床の中ではありえません．だから医療現場のリーダーシップは難しいのですが，その反面おもしろみもあるのではないでしょうか．

リーダーシップスキルを高めるためのポイント

表1に「診断的能力」「適応能力」「コミュニケーション能力」それぞれのスキルについて高めるためのポイントをまとめました．

（八木橋智子）

3 リーダーになる
メンバーのまとめ方

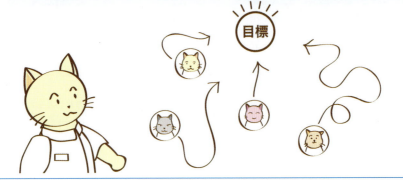

メンバーをまとめるための要素

いろいろな性格のスタッフや今まで異なる環境で育ってきたスタッフをまとめ上げるのは，簡単なことではありません．価値観や看護観も違うスタッフも当然いるはずです．では，どうしたらそのようなさまざまな感性や考え方を持ったスタッフをまとめることができるのでしょうか．

メンバーをまとめるための要素には，次のものがあります．

① 情報収集
② 賛同仲間を得る
③ 目標の共有
④ 成功体験

それぞれについて見ていきましょう．

とにかく情報を収集する

何か新しいことを始めようとすると，人はたいてい拒否反応を示します．変化はストレスをもたらすので，それは当然のことです．しかし，組織である以上それなりの理由があって，「変化」を起こさなくてはならないことは，結構たくさん目の前に迫ってくるものです．

それを成功に導くためには，とにかく闇雲に変えていくのではなく，まずは**現状を知り，そのうえで戦略を立てる**ことが大切です．スタッフはどのように考えているのか，年代の違いはないか，どうしたら可能であるか，そのために何から準備をしていけばよいのか，などの情報を集めていきます．特にスタッフがそのことに対してどんな気持ちを持っているのかを知ることが重要です．

また，個々のスタッフが，仕事に対してどのような欲求を持っているかを把握しておくことも重要です．仕事に対する満足感の要因を押さえておき，「動機づけ」につながるように意識します．やる気を起こさせる意欲（動機）とその維持には**表1**に挙げた要因が関与します．仕事そのものだけでも環境面だけでもなく，その組織や集団（時には個人）に合わせて情報をもとに「何に対してやる気が向上するのか」を明らかにしておくと，メンバーをまとめるにあたって，まずどこに着手（または強化）すべきかが明らかになるはずです．

核となる頼れるスタッフと連携する

次に，その病棟のなかで核となる中心人物を押さえておきます．そして自分の考えや大切にしていることを理解してもらえるよう，細かく

表1 意欲（動機）とその維持

意欲（動機）要因	維持要因
仕事そのもの	環境
● 達成 ● 達成を認められること ● チャレンジングな仕事 ● 責任の増大 ● 成長と向上	● 方針と管理施策 ● 監督のあり方 ● 作業条件 ● 対人関係 ● 金銭，身分，安全

（文献1，p77より引用）

時間をかけて伝えることが大切です．もしかしたら自分と異なる考え方や認識を持っているかもしれませんが，自分が考える理想と現実（目標とそのギャップ）を相手に伝え，スタッフの考えと自分との考えの相違を把握します．そのうえで自分が変更すべき点は何であるのか検討する材料とします．

目標の共有

スタッフと「目標の共有」をすることはとても重要です．とかく実施することばかりに目が行きがちですが，大切なのは「なぜそれを行うのか」「それを行うことで何を狙っているのか」をはっきりさせることです．できれば，数値化できる目標であるとなおよいです．たとえば，「褥瘡発生率を1％以下にする」や「超過勤務時間を前月より減らす」など具体的であると評価がしやすく，全スタッフに伝わりやすくなります．

成功体験

そして，必ず成功させ結果を出すことです．結果が出ないと，やる気につながらずモチベーションの低下をまねきます．理想的なのは，「全スタッフが頑張ったからうまくいった」という気持ちになることです．そのためのコツとしては，**なるべく目標を低く設定（必ず達成できる目標に）することと，その成功に自分も関わることができたと実感すること**です．

参考文献

1) P. ハーシィ，K. H. ブランチャード，D. E. ジョンソン 著／山本成二，山本あづさ 訳："入門から応用へ 行動科学の展開—人的資源の活用（新版）"．生産性出版，2000

（八木橋智子）

コラム

アウトカムがすべてではない

目標評価において，アウトカムの改善がもっとも大事であるという言葉に異論はありません．たしかに，努力をしても結果がでなければ無駄だと，認めてもらえないこともあります．しかし，プロセスを評価し改善した結果がアウトカムを大きく変えることもあります．また，長く改善を重ねてはじめてアウトカムにつながるなど，多大なる努力と時間を要するものもあるでしょう．その過程を支えるためにも，数字に固執しアウトカムだけで判断するのではなく，プロセスの適切性や定性的評価など広くかつ多面的に評価することが重要です．

（濱本）

4 指導する
スタッフのキャリア開発

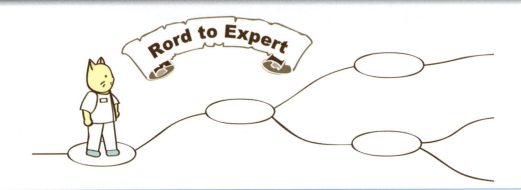

キャリアとは？

「キャリア」というと「キャリアアップ」「キャリアウーマン」などの言葉に代表されるように，職位や職歴，経歴など上昇志向の人がひたすら上を目指すようなイメージに偏りがちですが，それだけではありません．

広義には結婚，出産，子育てなどの家庭生活や趣味を含め，**生涯にわたる生き方，個人の人生**をも意味しています．

キャリアディベロップメント（Career Development）

これには2つの意味があります．一つは，個人が主体となってキャリアを形成・発達させていく「**キャリア発達**」であり，もう一つは組織が発展するための人材育成として展開する「**キャリア開発**」です．

ただし，通常は組織が個人の成長やニーズを無視して人材を育成することは困難（かつ，非効率）ですから，**キャリア開発はキャリア発達とリンクし調和しながら進んでいく**ことになります．

キャリア開発プログラム

たとえばクリニカルラダーは，看護師としての発達段階を明確にし，それぞれの段階で担うべき役割や達成すべき課題を教えてくれる，キャリア開発プログラムの一つに位置づけられます．達成に向けて，組織は研修を企画し役割を与えて評価しますし，個人は学んだ知識を活用し臨床での能力発揮に努めます．

このように，**個人と組織が意図的に課題達成に向かうことをキャリア開発**と呼び，これを促すシステムや制度がキャリア開発プログラムになります．

成長の道しるべ「キャリアパス」

個人がどのように成長（あるいは能力開発）していくのか，その道筋を示したものをキャリアパスと言います．これは「スペシャリスト」「ジェネラリスト」「管理者」など，それぞれの目標へたどり着くために必要な経験や学習，ステップアップの方向を教えてくれる，いわば「成長の道しるべ」です．キャリアパスの例を**図1**に示します．

ところで，皆さまの部下となるスタッフは，キャリアパスのどの位置にいるのでしょうか？ 何を目指しているのでしょうか？ 主任と

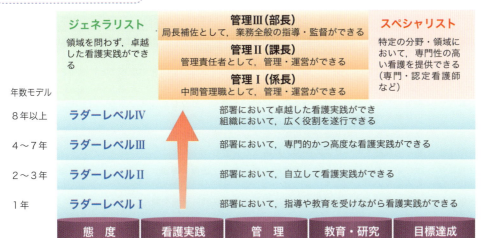

図1 キャリアパス（例）

（公立陶生病院のキャリア開発・ラダーを参考に作成）

して面接あるいは指導を行う際には，必ず必要になる情報です．スタッフが，自身の成長をイメージできるよう，中長期的目標を具体的に描けるよう，**施設でのキャリアパスを十分に理解し説明できるよう**にしておきましょう．

10年働いて，このレベル！？

キャリアには，段階的な成長を示す一面があります．たとえばP. Benner[1]は，臨床技能の習得段階を，

初心者	(novice)
新　人	(advanced beginner)
一人前	(competent)
中　堅	(proficient)
達　人	(expert)

の5段階で説明しており，この考え方は多くの施設でクリニカルラダーに応用されています．

ラダーには，目安となる年数が示されていることが多く，これに合わないスタッフを非難する言葉を臨床で聞くことがあります．「まだラダーⅡなの？ 何していたの」「10年働いて，このレベル？」これらの辛辣な言葉は，本来管理者に向けられるべき言葉だと考えています．

キャリアパスについて十分に説明していたのか，段階に見あった支援や教育の機会を与えていたのか，管理者は自身の対応を見なおす必要があります．また，ラダーが看護に求められる多様な能力のすべてを網羅するものではないことを，スタッフに十分に説明していないことも反省すべきでしょう．

臨床では，どう支援する？

●「ギャップ」を見きわめる

スタッフの現在の課題とギャップ（本人が認識しているものだけでなく，組織が求めているものとあなたの目で見た現状との差）を，把握しておきましょう．特に，組織が求める人材がどのような人材なのか，主任自身が認識していなければ，行き当たりばったりの指導になってしまいます．少なくとも師長は，ギャップを意識してMBO（63ページ参照）に臨んでいますので，師長と話し支援の方向性を決めておくのも効果的です．

キャリア開発は目標とのギャップを認識するところから始まります．**個人，あるいは組織が目指すものが何なのか，ギャップを埋めるために何が必要なのか**，日ごろから整理しておきましょう．

表1 キャリアアンカーの種類

種類	おもな内容
専門・職能別	特定の仕事に対する高い能力と意欲を持つ．専門性の発揮に満足と喜びを覚えるため，仕事が変わると満足度が低下する
全般管理	経営管理に関心が高く，専門性に特化するのではなく経営者になることに価値と満足を感じる
自律・独立	自分のやり方やペースを守ることに価値を置く．独立した仕事，あるいは自由度の高い仕事を選択することが多い
保障・安定	安全で確実な，将来を予測可能な安定した仕事を求める
起業家的創造性	新しい製品やサービスの開発，起業などを望む
奉仕・社会貢献	世の中を良くしたいという価値観を重んじる．医療や看護，教育などの分野を選択する人に多い
純粋な挑戦	障害を乗り越え，不可能を可能にするような挑戦に価値を置く
生活様式	生活と仕事の両者のバランスと調和を大事にする

(文献2を参考に作成)

● **セルフイメージを助ける**

個人がキャリアをデザインするうえで大事なことは「なりたい自分」をイメージすることです．自分は何をやりたいのか？ もっとも大事にしているものは何か？ 自分に何ができるのか？ E. H. Schein[2]は，この譲れない価値観や欲求を「**キャリアアンカー**」（表1）と呼び，生涯にわたってキャリアの選択や意思決定に影響を与えるとしています．

一方，「なりたい自分」を見つけることは，経験の浅いスタッフには難しいかもしれません．スタッフが経験のなかで，あるいは先輩や上司との話のなかで，なりたい自分の姿を思い描けるよう，支援することが重要です．セルフイメージを助ける問いかけを，表2 にまとめます．

恐ろしい話ですが，時にこの会話で「本当は看護なんてしたくない」そう言うスタッフに出会うことがあります．本当に看護が嫌ならば，腹を括って転職を見守るしかありませんが，「できない自分」に幻滅してこう話すスタッフもいますので，注意深く確認しましょう．後者の場合は「やりたいこと」と「できること」のギャップを埋めていくことに「意味と価値」を見いだせるよう，根気強く支援する必要があります．

● **人にふれる**

先輩や同僚，上司や研修先で出会った他院の看護師など，いろいろな人に話を聞くことは，キャリアを考える良い機会となります．考え方が似た先輩に憧れロールモデルに見立てる，考えの異なる同僚の言葉にハッとする，同じ悩みを持つ同期の話を聞き自分を見つめなおす……そんな経験は誰しもあると思います．キャリアに悩んでいるスタッフがいたら，積極的に人にふれる機会をつくってあげましょう．特に若いスタッフの成長にとって「先輩への憧れ」は最高のスパイスです．「先輩のようになりたい」そう思うだけで，モチベーションが上がったり，仕事への姿勢が変わったりします．もちろん，主任であるあなたの言葉も，スタッフの成長を導く大事な要素です．

キャリアは360度

臨床ではどうしても，高い上昇志向や積極的な研修参加，スペシャルな資格取得へのチャレンジなどが脚光を浴びがちです．先に示したキャリアパスもまた，上を目指す印象を与えてしまうかもしれませんが，それだけではありません．E. H. Schein[2]の「**キャリアデザイン**」という言葉からは，上下や前後に縛られない360度自由な生き方をイメージすることができ

表2 セルフイメージを助ける問い

	問いかけの例
やりたいこと （欲求・動機）	● やりたいこと（やりたくないこと）は，どんなことですか？ ● 好きなこと（嫌いなこと）は，どんなことですか？ ● 憧れの先輩（同僚）はいますか？ どんなところに憧れていますか？
やるべきこと （意味・価値）	● 何をした時に，「よかった（悪かった）」と感じますか？ ● どんなことをしている時に，「意味がある」「価値がある」と感じますか？ ● あなたが大事にしていることは何ですか？
できること （能力・才能）	● 得意（苦手）なことは，どんなことですか？ ● 強み（弱み）は，どんなところだと思いますか？ ● いちばん自信を持ってできること（自信がもてないこと）を教えてください

ます．

　育児や家庭の事情で勤務時間が制限され，研修参加が難しいスタッフもいるでしょう．特別な資格取得に興味がなくても，日々の看護を高いクオリティで提供しようと努力しているスタッフもいます．彼らの努力は組織を支える大きな力であり，キャリアを積み成長している過程にほかならないのです．

　キャリア開発を考えるなら，まずはスタッフのキャリアや価値観を尊重し，組織にとって必要な人材であることを互いに確認したうえで，どのような方向で目標達成を目指すのか，丁寧に検討することが重要です．

参考文献
1) P. ベナー 著/井部俊子 訳："ベナー看護論―達人ナースの卓越性とパワー"．医学書院，1992
2) E. H. シャイン/二村敏子, 三善勝代 訳："キャリア・ダイナミクス―キャリアとは、生涯を通しての人間の生き方・表現である．"．白桃書房，1991
3) 平井さよ子："改訂版　看護職のキャリア開発―転換期のヒューマンリソースマネジメント"．日本看護協会出版会，2009

（濱本 実也）

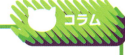

看護管理者になりたくない！？

面接でキャリアについて話をしていた時のこと．「今後，主任になることを考えたら，今のうちに○○は修了しておいたほうがいいね」と笑顔の私に，「指導は好きですけど，役職が付くと大変そうなので主任になるのは……」と渋い表情のスタッフ．

返す言葉もありません．マネジメントの大変さばかりを口にして，指導することの楽しさやおもしろさ，そしてやりがいについて語ってこなかった自分を反省しました．楽しそうにマネジメントしていない上司をみて，だれが看護管理者になりたいなどと考えるでしょう．

キャリアアンカーが「全般管理」である人が定期的に現れるわけではありません．スタッフは誰もが未来の管理者候補なのですから，管理の魅力や上司としてのやりがいを，日々伝える（見せる，そして魅せる）ことも重要な「指導」だと気づいた瞬間でした．

（濱本）

4 指導する
OJT と OFF-JT

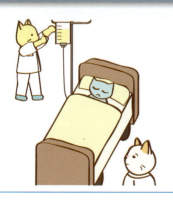
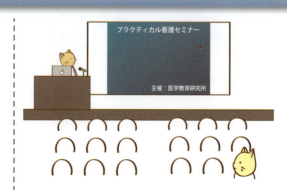

3つの能力開発

能力開発のタイプは，概ね3つあります．まず，仕事を通して必要な知識や技術などを指導する「**OJT**（on-the-job training）」，次に仕事を離れて実施される「**OFF-JT**（off-the-job training）」，最後に個人の意志や意欲によって行われる「**自己研鑽**」です．

3つの能力開発は，互いに連携あるいは影響しあって効果が高まります（図1）．一般的には，集合研修（OFF-JT）で基本的な部分を学び，臨床で訓練して（OJT）実践能力を高める．また，自己研鑽によりさらに知識を磨くというイメージが強いと思います．

特にOJTとOFF-JTの連携では，**目的に応じた実施のタイミング**が重要です．研修で学んだ技術はなるべく早く臨床で実施し獲得する（OFF-JT → OJT），臨床ですでに実施していることを改めて学び，さらに臨床で確認する（OJT → OFF-JT → OJT）などです．この連続性が確保できない場合には，研修のタイミングを再検討する必要があります．

OJTとOFF-JTの特徴を表1にまとめます．

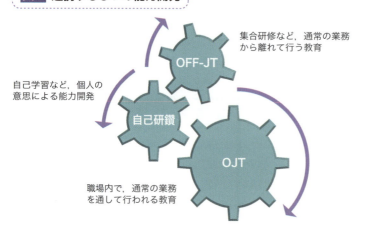

図1 連携する3つの能力開発

本文補足

※1
「情意」とは，興味や関心，価値観など情緒や思考，意志に関する領域のことで，これを育てる教育が情意教育と言われます．医療においては，患者の気持ちを大事にし，それに答える意志を育てることを広く示しています．

表1 OJTとOFF-JTの特徴

	OJT	OFF-JT
対象人数	● 少数（多くは1:1）	● 多数 ● 講義形式であれば制限なし
プレッシャー	● 大きい ● 基本的に失敗は許されない	● 小さい ● 何度も失敗して学べる
フィードバック	● 必ず行い学びを強化する．タイミングは学習者のレベルや状況で判断	● 指導者からは不要．学習者から評価のフィードバックを受けることがある
メリット	● 臨床で技術を実施しつつ学ぶことができる ● 実践的で身につきやすい	● テキスト・スライドなどを用い，体系的に学ぶことができる ● 教える内容が決まっており，指導しやすい ● 一人の指導者が多数の学習者を指導できる
デメリット	● 指導者任せになりやすく，指導に差が出る可能性がある ● 学習者の数に応じた指導者が必要 ● 指導者の時間の確保が難しい	● 臨床をイメージして理解する必要がある ● 知識をそのまま使えるとは限らず，場合によっては応用が必要

OFF-JT

● 効果的なOFF-JT

講義の構成やインストラクションのポイントなどは専門書に譲り，ここでは大事な視点を一つ押さえておきたいと思います．

今さらですが，看護師は臨床で技術を提供する仕事です．**すべてのOFF-JTは臨床での提供につなげて初めて，意味のある（効果的な）研修になりえます**．つまり，研修を企画する際には，臨床で実践するところまでをイメージし，臨床側はOJTに引き込む準備をしなければなりません．これは看護技術にかぎらず，情意教育（補足※1参照）や倫理検討なども同様です．効果的なOFF-JTは効果的なOJTにつながっていると言えます．

● 目指すは「もっと知りたい・実践したい」

たとえば「術後患者のケア」をテーマにした講習を受けたとして，わずか数時間の講習で「術後患者のケアがわかるようになる（できるようになる）」などとは，誰も考えていないと思います．また，研修の続きを臨床で教えるといっても，学んだ知識よりも不足している知識のほうがはるかに多い状況ですから，教えるほうもたいへんな労力です．

では，OFF-JTでは何を目指しているのでしょうか？ 個人的には**「もっと知りたい」「○○を実践したい」を引き出す**ことだと考えています．「もっと知りたい」というニーズは，自己研鑽への意欲となり，OFF-JTの何倍も学習することが期待できるでしょうし，「○○を実践したい」という絞り込まれた目標（たとえば，呼吸器合併症の予防，口腔ケア，輸液管理など）は，臨床では具体的な質問につながります．

この結果は，研修企画者側だけの努力によるものではありません．私自身，スタッフが集合研修に参加する前には「今日の研修は何だった？」「具体的な指導方法が学べるとよいね」など研修参加への承認と期待を伝えるよう努めています．また，研修参加後は「どのような研修だった？ 活用できそう？」と，臨床へのケアに紐付けできるような働きかけを忘れないようにしています．

OJT

● OJTの掟「主役は患者」

OJTを行う絶対条件は「安全の確保」です．どのような理由があっても，患者を危険にさらすことは避けるべきでしょうし，OJTがまねいた結果に対して「新人看護師」「臨床教育」は言いわけにはなりません．医療において主役は患者であることを肝に銘じて，私たちは

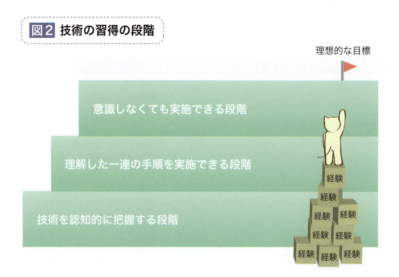

図2 技術の習得の段階

OJTを行う必要があります．

　時に「新人看護師です，ごめんなさいね」なんて，気安く苦痛をともなう行為への介入をお願いする場面に出あいます．まさか，「新人だからまちがえても仕方ない」などとは思っていないでしょうが，表現はどうあれ患者が拒否しないことを前提とした，高圧的な依頼にほかなりません．もし伝えるのであれば「新人であるが訓練を受け合格し，一定の技術は獲得していること」「万が一にも危険がないよう，ベテラン看護師が側に付くこと」です．そのうえで，患者の理解と協力を得る必要があると思います．

　OJTを行う際には，看護は「患者のため」であるという，本来の目的を違えないように注意しましょう．

● いつまでOJT？

　たとえば，技術の習得には，3つの段階があると言われています[1]．まずは技術を認知的に把握する段階で，知識として理解するレベルです．通常は，学校教育あるいはOFF-JTで習得する段階かもしれません．次に，理解した一連の手順を実施できる「行動として覚える」段階です．この段階はOJTで習得することになります．最後は意識しなくても実施できる「自動化」の段階です．「意識しなくてもできる」段階に至るには，多くの経験を積み重ねる必要があります（図2）．

　ところで，どの段階までOJTが必要かと考えますと，**頭でいちいち考えなくても実施できる「自動化」を獲得するまで**が理想的です．しかし，すべての看護行為が自動化するまでとなると，救急や集中治療室など対象患者の領域が広い部署では難しいのも事実です．臨床では，技術によって目標段階を決めるのが現実的でしょう．たとえば，気管吸引，創傷処置など日常的なケアは自動化レベルを目標にし，気管切開介助など「手順を確認しながら介助・実施しても患者に不利益がない」行為については一連の手順をまちがいなく実施できることを目標にするなどです．

　統一した指導目標が立てられるよう，事前にスタッフや関係する医師のコンセンサスを得ておくことが重要です．

● 成長の連鎖

　「教えることで学ぶ」と言われるように，誰かに教えることは教える側にとっても成長の機会になります．OJTのなかで，指導者は指導スキルを学ぶとともに知識を再確認し，より深みのある知識を獲得することができます．

　OJTの本質は，経験の浅いスタッフに対する一方的な指導や教育ではなく，互いに学び育

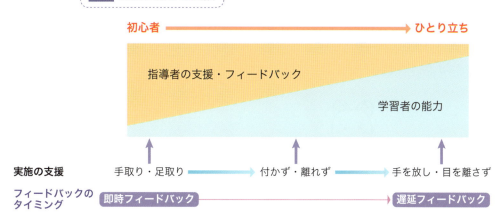

図3 成長に応じた支援

つ「成長の連鎖」をつくることにあるのだと考えています．

● 付かず・離れず

OJTは，「側に付いて，手取り足取り」の支援から始まりますが，**学習者がある程度できるようになったら，少しずつ支援の程度を減らしていきます**．指導においては，学習者の習得状況の判断が大事になりますので，信頼しつつ安全を担保できる距離を探しましょう．徐々にケアの提供への関わりを減らし，かといって離れすぎない，ほどよい距離を保つことが重要です．ただし，目標に達するまでは「手を離しても目は離さない」ように注意しましょう．この時期には，学習者が自信をつけていけるような，「できることを互いに確認する」関わりが重要と言えます．

適切な支援の量は，学習者の能力・成長に反比例するわけですが，この考えはフィードバックにおいても適応します．はじめは，一つずつ丁寧にフィードバックし，学習者の成長に合わせて，フィードバックの分量を減らします．さらに，フィードバックを遅らせていくことも，学習者の判断能力を向上させるうえで効果的です．一般に，指導においては即時フィードバックが良しとされますが，すぐに答えを返しては学習者自身が考え・評価する機会を減らすことになります．その場で技術を中断させる必要がないのであれば（安全や効果が確保されているのであれば），少しフィードバックを遅らせることで学習者の判断能力の向上を図ります（図3）．

参考文献

1) 森　敏昭，岡　直樹，中條和光：" 心理学の世界　基礎編2　学習心理学―理論と実践の統合をめざして". 培風館，2011

（濱本 実也）

コラム

負の連鎖!?

ところで，負の連鎖もOJTによってつくられます．それは，教育の内容ではなく「方法」そして「環境」の連鎖です．人の命を守る仕事ですから，厳しいことに異論はありません．むしろ譲れない看護観を持つことは素晴らしいことです．ただ，特に相手に余裕がない場合，厳しさだけが伝わり本当に伝えたい看護が伝わらないことがあります．OJTでは，指導の目的が正しく伝わるよう，また感情による負の連鎖をつくらないよう注意が必要です．「人財育成（人という宝物を，相互に関連しながら育ち・育てていること）」を，折に触れ臨床で伝えていきたいと思っています．　　　　　（濱本）

4 指導する
スタッフ指導の際のポイント

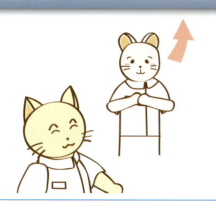
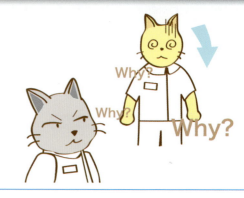

学びは「経験＞観察＞研修」

前項で，OJTとOFF-JTについて説明しましたが，どのような学習が学習者の成長を促すのでしょうか？ M. M. Lombardo と R. W. Eichinger[1]は，

> 学習の70％は経験から，20％は規範となる人の観察やアドバイスから，10％は研修や書籍などから学ぶ

という「**70/20/10の公式**」を提唱しています．

多くの教育現場で活用されているこの考え方は，私たちの経験や印象から考えても納得できるものです．「やってみて初めて気づくことがある」経験の貴重さを考えても，いかに臨床のなかで指導することが重要であるかわかります．

OJTは人も時間も費やすたいへんな指導ではありますが，「100の言葉より1つの経験」です．なるべく多くの機会を与えることが，結果的には効率的な指導になると考えられます．

覚えても忘れる！

「人は忘れる生き物である」——医療安全でよく言われるこの言葉は，指導においても重要なキーワードです．では，なるべく忘れないためには，どのような工夫が効果的なのでしょうか？

● なるべく早く，復習する

「家で復習してください」と言われても膨大な学びの何を復習すればよいのか，学習者が未熟であればあるほど難題です．また，復習は早いほうが再生率は高いわけですから，復習の内容は指導の段階で示しておきましょう．

まず，**復習してほしい大事なことは，何度でも繰り返し指導**します（2回目以降の指導は，復習するのと同じ）．さらに業務が終了した後に，落ち着いた環境でもう一度確認します（思い出すのを助け，自分の言葉で表現してもらう）．その後に，「今の○○を，もう一度家で復習してね」と伝えましょう．

● 紐づけする

忘れると言っても，教えたすべてをコロッと忘れるわけではありませんから，思い出せるよう「紐づけ」して指導することが重要です．多くの記憶術で用いられるように，覚える時に関連づけたり，意味づけしたりすることは，記憶を長く留めるうえで効果的です．「暗記」ではなく「理解」のほうが，忘れにくいのは言うまでもありません．

表1 言いにくいことを伝える時の5つのポイント

これが「コツ」	内 容
枕詞を忘れない	「言いにくいことですが，今いいですか？」これ一つで，①相手への気配り，②相手の心の準備，③クッション効果，④「聞く」という姿勢を得る，などの効果があります
「事象」が対象	批判の対象が「個人」であってはいけません．「事柄・事象」が対象であることを明確に伝えましょう．たとえば「提出物を出さない」スタッフには「提出しないので困っている」ことを伝えれば十分です．「態度」「姿勢」「やる気」にまで言及すると，自分も腹が立ってきますし，相手も深く傷つく（あるいは憤怒する）ことになります
「なぜ」で始めない	「なぜ（あなたは）○○したの？」では個人を非難しているように感じます．問う時は「○○したのは何か理由があるの？」と，個人ではなく行動や原因の理由を問いましょう．「なぜ」で始めないだけで，非難した印象はグッと薄くなります
ポジティブ・サンド	最初にネガティブなことを言われると，ショックでその後の言葉が残らないことがあります．逆に，最後に言われた言葉は印象に残りやすいと言われますので，悪い言葉で締めくくるのはうまくないでしょう．そこで，ネガティブな言葉は，ポジティブな言葉に挟んで伝えます

表2 犬に足し算を教える

2年前に河原で拾った犬（ジョン）を，弟のようにかわいがる太郎君．
ある日，太郎君が言いました．
「ボクね，ジョンに足し算を教えたんだ」
それを聞いた和子ちゃんは言いました．
「嘘よ，そんなの」
「嘘じゃないよ」太郎君は言い返します．
とうとう，和子ちゃんは怒ってしまいました．
「足し算できる犬なんて，いるわけがないもの」
太郎君は首を振って，こう答えました．
「覚えたなんて言ってない．教えったって言ったんだ」

言いにくいことを伝える

ポジティブな言葉は躊躇なく伝えられても，ネガティブな言葉を伝える時にはストレスを感じるものです．けれど主任という立場になると，嫌でも指導として言わねばならぬことが増えてきます．「問題行動がある」「期限を守らない」「ミスが続いている」そんなスタッフを指導する時，どう伝えればよいのでしょうか？

伝え方のコツを 表1 にまとめます．ところで，負の感情は理解力や判断力を低下させます．言いにくくても伝える「重要な内容」なのですから，もし怒りや苛立ちがあっても気持ちをおさめ，フラットな状態で伝えるようにしましょう．

教える≠覚える

表2 ような話があります．
なるほど．
臨床でも似たような場面があります．「あれほど教えたのに，わかってない！」同じ指導を繰り返す時，ついつい出てしまう有名な台詞です．「あれほど」がどれほどかはわかりませんが，少なくとも「理解を確認せず」に結果を責めることは，正しいとは言えません．「教える」ことは「覚える」こととは異なるのですから，「覚える」ことを目標にするなら，「**理解したことを確認する**」までが指導者の役割と言えます．

重ねて言えば，「わかる（理解する）」ことと「できる」ことにも大きな差があります．臨床では「わかっていてもできない」ことのほうが多いものです．不安だったり緊張だったり，できなくなる条件はいくつもあります．もし指導の目標が「できる」であるならば，いろいろな場面で経験を促し，確かに「できる」ことを確認します．

特に主任は，すべてのスタッフの成長を支援しつづける立場ですから，このような問題に直面することは少なくありません．繰り返しますが，「できる」と思っていたスタッフ（学習者）が，ある場面で「できなかった」のであれば，その責任は指導者側が負うべきです．学習者を変えるよりも，スキルの高い指導者が指導方法を変えるほうがはるかに容易だからです．「次はどうすればできるのか」前向きに検討する環境や姿勢を養っていくことが重要です．

参考文献

1) Michael M. Lombardo, Robert W. Eichinger："Career Architect Development Planner, 5th edition". Lominger, 2010

（濱本 実也）

4 指導する
スタッフのモチベーションの上げ方

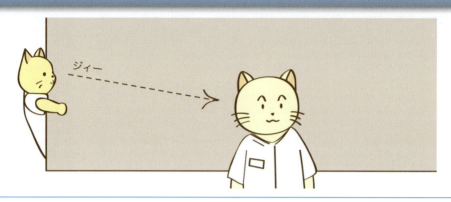

モチベーションに関わるキーワード

指導においてもっとも重要なことは，**スタッフ（学習者）のモチベーション，つまりやる気を向上させる**ことです．乱暴な言い方ですが，すばらしい講義をしてもやる気がないスタッフには届かないかもしれませんし，逆に未熟な指導であっても意欲の高いスタッフであれば，自ら吸収しようと努力し多くを学ぶことができるかもしれません．ここでは，学習あるいは成長の原動力とも言えるモチベーションを上げるための方法について，考えてみます．（理論については，Ⅱ-1「マネジメントに役立つ理論」を参照してください．）

● 指導者の言動

誰しも，他人の何気ない言葉や態度によって，やる気になったり，やる気が削がれたりした経験を持っていると思います．では，具体的にどのような言動が，モチベーションに影響するのでしょうか？

表1に，F. Herzbergの2要因理論にあてはめ，モチベーションを左右する言動の例をまとめました．ところで，F. Herzbergは職場の人間関係を「環境要因」ととらえ，「満たされないと不満足・満たされても動機づけにはならない」と位置づけています．しかし，人間関係のなかで責任感が生まれ，承認される機会が得られ，成長を感じるのだと考えれば，**人間関係を良好に保つ**ことは，モチベーションを高めるうえで非常に重要な要素だと言えます．

ただし，「どのような状況でも必ずモチベーションを上げる」という魔法の言動はありません．意図して関わっても，個人の状況（あるいは伝え方やタイミング）によっては，まったくモチベーションに結びつかない（逆に下がる）こともあります．意図的にモチベーションを上げるのは，非常に難しいことです．結果が得られなくても，あきらめずに関わり続けることが大切です．

● 興味と好奇心

「好きこそものの上手なれ」と言いますが，興味や好奇心が，いかに成長や上達につながるのかは，説明するまでもありません．スタッフが何に興味を持っているのか理解し，それが看護や個人の成長にとってすばらしい要素であることを，積極的に伝えましょう．「気づきを促す」「認める」「期待を示す」これらは，スタッフの興味や関心を高める重要な要素になります．

● やってみる！

「やってみると面白かった」そんな経験ありますよね．スタッフが嫌がってさえいないなら，

表1 モチベーションに影響する言動

モチベーション・アップ	モチベーション・ダウン
ほめる	否定する
言動や仕事，成長を認める	集団評価で個別評価しない
任せる	比較して評価する
高く評価する	低く評価する（ためいき，あきれ顔など）
良い結果は「努力の結果」と評価する	悪い結果は自己責任
成果を共有する	成果を感じない（迷惑をかけている可能性）
期待する（良い結果を予測した言動）	期待されない（悪い結果を予測した言動）
意思や言動を尊重する	価値観を押しつける
自由な選択（決定の権利がある）	信頼していない言動（できないと決めつける）
ニーズに応じて支援する やり遂げられるよう支援する	支援してくれない
成長の可能性を示す	成長が認められない・否定される

表2 目標設定のポイント

1. **スタッフが納得している**
   納得していない目標は，「やらされ感」につながりモチベーションを下げます

2. **具体的である**
   達成できたかどうか明確に判断できない目標では達成感が持てません．具体的かつ客観的評価が可能な目標を立てます．また，行動目標を立てる際にも，具体的かつ段階的な目標が効果的です

3. **やればできる**
   簡単に達成できる目標ではなく，少しだけ難易度が高い目標を設定します．目標がスタッフの能力に合っているのか，スタッフ自身と一緒に確認しましょう

「やってみる」ことを尊重しましょう．ケアであれば，安全性や効果などを事前に検討する必要がありますが，患者への問題がないのであれば「やろう」という**前向きな意見や行動を支援する（少なくとも，拒否しない）態度**が重要です．もしも検討段階で「やめる」という結論に至ったとしても，「良い案だと思ったけど，○○が問題だった」「次は○○してはどうか？」と，モチベーション高く次の課題につなげることができます．

「アメとムチ」に代表されるような外的な刺激によるモチベーションは，刺激がなくなれば低下し，長く続かないのが特徴ですが，成功体験によって得られたモチベーションは，他人に左右されにくく持続しやすいと言われています．スタッフの行動を支援し，成功体験へ導くことは容易ではありませんが，その過程までもが動機づけにつながるのですから，チャレンジしてみる価値は大きいと言えます．

● やればできる？

目標を設定することでモチベーションは向上すると言われています．目標設定のポイントを表2に示します．ただし，「目的」あっての「目標」です．「何をやるのか」以前に「なぜやるのか」目標設定の前には必ず目的を確認しておきましょう．特に，逆境に立たされた時，迷った時には「目的」がモチベーションを支えてくれます．

誰よりも「やる気」を示す

通常，やる気のない人のまわりには，やる気のない人が集まり，やる気のある人は，やる気のある人にひきつけられるものです．スタッフのモチベーションを上げたいのなら，自らも高いモチベーションを示し，スタッフの努力に最善を尽くす姿勢を示すことが重要です．

もちろん，気が沈むこともあります．上司の言葉にモチベーションを下げられることもあるかもしれません（代表して謝ります．すみません）．「そんな時にやる気なんて出ない」と思われるかもしれませんが，グイグイ頑張る気持ちだけがモチベーションではありません．苦しい時も，逆境のなかでも何とか頑張る姿勢，それもまたモチベーションであり，スタッフをひきつける上司の姿にほかなりません．

（濱本 実也）

4 指導する
コーチングスキルのあれこれ

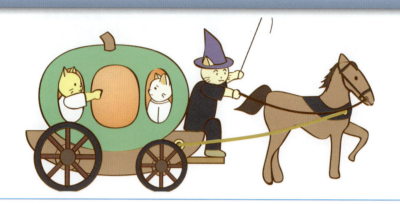

コーチングとは？

コーチングは，「coach + ing」と書きますが，この「coach」とは「馬車」を意味しています．言われてみれば，ブランドのCOACHのロゴは馬車ですね．馬車は，乗り手が希望する場所まで送り届ける乗り物ですから，コーチングとは**「相手が希望する場所（目標）まで送る（支援・サポートする）こと」**を示しています．

「傾聴」「支援」「質問」など，カウンセリングに用いる技術と重複するイメージが強いですが，コーチングとカウンセリングは異なります．図1にカウンセリングとコーチングの考え方を示します．前者は，過去を振り返り，過去の傷を癒やすことで心の安寧を得ようとしますが，コーチングは未来をイメージし，そこへ行くまでの支援をすることを意味しています．

3つの柱

コーチングの技法は，**「対象者（学習者）中心」の立場・考え方が基本**となります．目先の技術にとらわれずに，まずは基本的な考え方を理解しておきましょう（表1）．

● 答えも力も，対象者自身が持っている

馬車の行き先を決めるのは乗り手ですから，目標を設定したり，問題の答えを見つけたりするのは，最終的には対象者です．あなたが答えを探す必要も，提案する必要もありません．

● 気づきを促す

対象者のなかにある目標や課題，答えや能力を「引き出す」ように働きかけます．「問い」「聴く」ことで，本人が気づいていない答えに気づかせます．

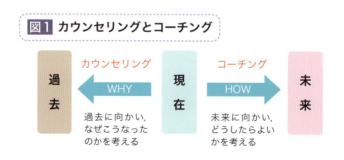

図1 カウンセリングとコーチング

カウンセリング　WHY　過去　過去に向かい，なぜこうなったのかを考える

現在

コーチング　HOW　未来　未来に向かい，どうしたらよいかを考える

表1 コーチングを支える3つの柱

1. 答えも力も，対象者自身が持っている
2. 気づきを促す
3. 助けるのではなく，支える

表2 3つの「きく」

1. 聞く……音や声などが，自然に耳に入ってくる状態（受動的）
2. 訊く……「道を訊く」など，問う・訪ねること
3. 聴く……耳を傾け，積極的（能動的）に聴くこと

表3 傾聴スキル

1. 頷く
2. 相づちを打つ
3. 言葉を繰り返す
4. 話を確認する
5. 共感を示す
6. 話の続きを促す
7. 最後まで聴く
8. 否定しない

● 助けるのではなく，支える

目標が決まったら，対象者自身が主体的に取り組むよう支えます．持っている能力を十分に発揮できるようサポートするわけです．対象者の意思を尊重し，不足や負担があれば補えるよう支えます．決して代行したり，ちからを「丸ごと」与えたりはしません．

具体的な方法

● ペーシング

良好な人間関係を築くためにも必要な，コミュニケーションスキルの一つです．**相手の話し方，たとえば話すスピード，言葉，抑揚，声の大きさなどを，相手のペースに合わせる**ことを言います．もし，あなたが話をしている時に，相手の相づちや話すスピードが速かったとしたら，「急いでいるのかな」「話をやめたほうがよいのかな」と，話しにくさを感じると思います．逆に，嬉しい話をする時に高いテンションで，悲しい話をする時に低いテンションでと，自分のペースに合わせて話を聞いてくれたら，親近感や一体感を感じることもあります．

● ミラーリング

言葉ではなく**動作を相手に合わせていく**ことを言います．相手が立っている時には立ち，座っている時には座って目線を合わせます．相手がお茶を飲んだら，自分もお茶をいただくなど，動きが似ていたり，合ったりすることで，何となく好意を感じると言われています．

● 聴 く

「きく」には3つの「きく」があります（表2）．

コーチングでは，相手に関心を持ち，心を傾けて聴くことが重要です．ただ耳に入る言葉を聞くのではなく，頷き，言葉を促し，共感を示しながら能動的に聴きます．この「**傾聴**」は，コーチングスキルの土台と言われるほど，重要なスキルになります．代表的な傾聴スキルを表3に示します．

● 質問する

質問の目的は2つあります．一つは，自分のために相手から情報収集する質問であり，もう一つは，**相手に考えさせ，気づかせる**，相手のための質問です．コーチングでは，後者の質問を意図的に行うことで，相手との関係を築くとともに，相手の気づきを促します．

質問には，答えが限定的な「**特定質問**」と，相手が自由に答える「**拡大質問**」があります．さらに，質問の仕方にはいくつか種類がありますが，相手の状況や質問の内容に応じて，適切な問い方を選択します．質問の種類と具体的な

表4 質問の種類と問い方

	質問の種類	問い方の例
特定質問	YESのみで答える	点滴の伝票は2人で確認しましたよね？
	YES/NOで答える	点滴は主治医の指示でしたか？
	When, Where, Who, Whichを問う	本日，何本目の点滴でしたか？ 指示は，いつ確認しましたか？
拡大質問	選択肢を与える	点滴を行う際に注意していることを3つ挙げてください
	意見や判断を問う （What, Why, Howを問う）	今後，正しく点滴を実施するためには，どのような方法が効果的だと思いますか？

表5 肯定的な質問と否定的な質問

否定的な質問	肯定的な質問
（まちがった行動に対し）なぜ，そんなことしたの？ どうして，わからないのかな？ どうして，もっと注意しなかったの？	次は，どうすればいいと思う？ わからないこと（あるいは，わかっていること）を，おしえてくれる？ 次は，何に注意すればよいと思う？

問いかけ方を表4に示します．

また，質問には「肯定的な質問」と「否定的な質問」があります（表5）．もちろんコーチングでは肯定的な質問を行いますが，コーチングでなくても（心では憤りや否定的な気持ちがあったとしても）肯定的な質問をするほうが，結果を得られやすいのではないでしょうか．

● 承認する

ほめること，認めて仕事を任せること，感謝を伝えること，そして挨拶することもまた「相手の存在を認めている」という「承認」を示します．人は誰でも「認められたい」というニーズを持っていますので，「個人を」「仕事を」「成果を」認めることは，モチベーションを高め，相手の主体性を強化することにつながります．

相手をほめることが難しいと感じる理由には，少なくとも3つのパターンが考えられます．一つめは，相手をよく見ていないので，どこをほめてよいのかわからない場合，二つめは，ほめることに慣れてない，気恥ずかしいなどの気持ちが強い場合，そして三つめは，負の感情が強すぎて「ほめる気がしない」場合です．それぞれの対応について示します．

1．どこをほめてよいのかわからない

とにかくよく観察し「元気で明るい」「言葉かけが優しい」「仕事が丁寧」「確認が慎重」など，なんでもよいので，伝えることから始めてみましょう．

2．慣れていないので気恥ずかしい

「よろしくね」「ありがとう」「それいいね」など，簡単な言葉かけから始めましょう．「相手の名前を呼ぶ」それだけでも相手の存在を認める大事な言葉かけになります．

3．ほめる気がしない

ほめることも，指導者の役割です．指導する立場にあるのだということを自覚し，「どうすれば成長を促せるのか」その視点で発言しましょう．欠点を指摘するより，長所を伸ばすほうがはるかに容易ですし，成長（成果）が期待できます．また，マイナスのことにもプラスの一面がありますので，「良いところを探す」気持ちで対応しましょう．**ポジティブ変換**は，日ごろから練習しておくと自分自身のスキルアップにもつながります（表6）．

コーチングを邪魔するもの

人の話を聞く時，意見が異なる相手だと「それはおかしいでしょ」などと，反発する気持ちが芽生えてしまい，相手の話を素直に聞けなくなることがあります．また，以前に聞いた話と似ていると感じたら，話の途中であるにもかかわらず，「あ，それ○○でしょ？　私もこの前ね

表6 ポジティブ変換した指導例

変換前の気持ち	変換後の指導
のんびりしているなぁ．これで急変の時に対応できるのかなぁ	一つ一つ丁寧に実施する，慎重派だね．技術は問題ないので，次はスピードアップが課題だね．では緊急の場面を想定してみよう．では，一度練習ね……
行き当たりばったりで，計画性がないなぁ．もっと予測して準備できないかなぁ	行動力が高くて，ぱっと動けるタイプだね．これで事前に準備する力を身につければ，誰よりも速く確実に実施できるようになるよ．次からは，事前に必要なことを予測して，準備してから対応するようにしてみよう．では，一度練習ね……
仕事が雑だなぁ．ただ，やればいいと思ってるのかなぁ	1日の仕事は，しっかり理解できているね．つぎは，一つ一つのケアの完成度を上げていこう．まずは，○○ケア．どんなことに注意すればいいかな？　一緒に考えてみよう……

表7 ブロッキングになるもの

- 感情（好意，反発など）
- 解釈や判断（ジャッジ）
- 思い込み
- 過去の経験
- 興味や関心
- 推測や仮設
- 想像
- 価値観（反論，否定）
- 指導，誘導

……」など，相手の話を中断させた挙げ句に，自分の話にすり替えることも，これをブロッキングと言います．話にイライラしたり，推測したり深読みして話を聞いたりすることもブロッキングになります．

ブロッキングが生じると，聴いているつもりでも相手の言葉は入ってきません．当然，相手は「聴いてくれない」と感じることになりますし，信頼関係にも影響します．ブロッキングは条件反射のようなものですから，よくないとわかっていても勝手に起こります．予防はできませんが，これはブロッキングだなと自覚できれば，「まずは話に集中しよう」と，相手の話に意識を戻すことはできますので，どんなことがブロッキングになるのか，理解しておきましょう（表7）．

（濱本　実也）

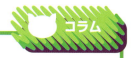

「あなたの仕事は？」

そう問われたら，あなたは何と答えますか？

「合併症を予防すること」「身体機能に沿った生活援助を行うこと」など，「看護が仕事です」と答えるかもしれません．しかしながら，その答えでは主任としては不十分です．あなた自身が直接ケアを提供することも大事ですが，そのケアの水準に多くのスタッフが近づけるよう，そして部下が最大限の能力を発揮できるよう「部下を育てること」が，主任（上司）の重要な仕事になります．

ところで，部署異動で外科から内科へ異動したり，ICUなど特殊部門に変わったりすると，自分の臨床実践能力に不安を抱くことがあります．自分より豊富な知識や高い技術を持つスタッフをどう育成すればよいのか，頭を痛めることもあるでしょう．しかし，コーチングの概念，手法をみてください．高い専門的能力がなければ指導できないような内容は一つもありません．スケートでたとえれば，「トリプルアクセルが飛べなくても，トリプルアクセルを跳ぶための指導はできる」というわけです（そうでなければ，世界最高の記録保持者でなければ，指導者たりえなくなります）．

部下の成長を願い，支え，認め，そして自分のことのように部下の成長を喜べる，そんな上司でありたいと思います．

（濱本）

4 指導する
リフレクションとは

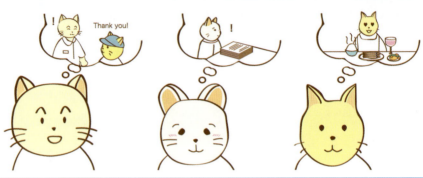

昨日気がついたことを思い出してみよう！

リフレクションって何？

自分の経験（体験）を振り返ることを示します．ただ反省するのではなく，できたこともできなかったことも丁寧に確認し，無意識に行っていたことを意味づけし，次のケアにつなげるために前向きに検討することです．

リフレクションは，個人で行うこともできますが，**複数で行うと効果的**です．他の人の意見や考え方を知ることで，新たな視点が生まれたり考え方が広がったりします．

経験から学ぶ

実際の経験から学びを深めることを「**経験学習**」と言いますが，これに注目した D. A. Kolb[1]は，「経験・リフレクション・概念化・実践」の4つのサイクルによる，経験学習モデル（図1）を紹介しています．失敗や成功した体験を振り返り，そこから学びや気づき，教訓を得ます．そして，それを実践に活用し新たな経験にするわけです．

経験を振り返る（リフレクションする）枠組みとしては，G. Gibbs のリフレクティブサイクル（図2）などが有名です．このサイクルを回すことで，何が起こり，どう感じたのか，経験を振り返り理解するとともに，次にどうすればよいのか実践の根拠を深く考えることができます．また，このサイクルの過程で何につまずいたのかが把握しやすくなり，サイクルの段階に応じた支援が可能となります．

リフレクションの方法

● 場をつくる

あまり大人数では意見が言いにくくなるので，5～6人程度のグループで話し合います．若いスタッフを対象とする場合，リフレクションに慣れたスタッフをメンバーに入れるか，若手の人数が半数以上になるようにメンバー調整を行います．これにより，若いスタッフが責められるような構図を避けることができます．メンバー同士が顔を合わせ，話しやすいよう座席の位置も考えましょう．

可能なら，おやつや飲物を準備し，なるべくリラックスした雰囲気をつくりましょう．

● ファシリテーションの注意点

話し合いが，前向きで肯定的に進められるよう，ファシリテーターを置きますが，ファシリテーションの仕方によって，話し合いの雰囲気は大きく変わりますので注意しましょう．ファシリテーションの注意点を表1にまとめます．

発問は，気づきを促し，内容を具体的にする

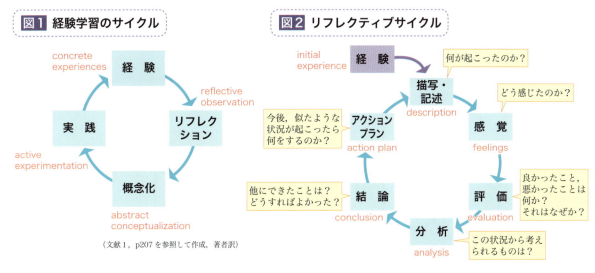

(文献1, p207を参照して作成, 著者訳)

(文献2を参照して作成, 著者訳)

うえで効果的ですが，誘導しすぎたり，特定の対象者だけに向けたりしないように注意しましょう．

● 時間管理

話し合いを効果的に行うためには，時間管理が重要となります．盛り上がったところで時間を告げては，折角の討議をしらけさせることもあります．ファシリテーターだけでなく，参加者全員が時間を認識できるよう，「見えるところに時計を置く」「各段階で何分間検討するのか，討議ごとに所用時間を共有する」「タイムキーパーの役割や時間の伝え方を決めておく」など，工夫します．

責められている気がする

「リフレクションをすると責められているような気になる」特に若いスタッフから，このような意見を聞くことがあります．少なくとも2つの理由が考えられます．一つは話し合いの対象が「事象」ではなく「自分」になっていること，もう一つは「リフレクション」と言いつつ「反省会」になっていることです．

経験を語る時，「自分」を強く意識するのは自然なことです．もしまちがった事象について検討するのであれば，実施者である自分を責め

表1 ファシリテーションの注意点

- リフレクションのプロセスを十分に理解しておく
- 参加者の緊張をほぐし，良い雰囲気をつくるよう支援する
- 他者の意見を最後まで聴くよう促す
- 経験を共有できるよう，対話を促す
- 参加者の気づきを大切にする
- 一方的な助言や断定的な指導は禁忌
- 発問はグループ全体に向けて行う
- メンバーの議論に巻き込まれない
- 司会を助け，必要であれば進行をサポートする

るような気持ちになるのも頷けます．けれど，改善したいのは「個人」ではなく「事象」です．「誰にだって失敗する可能性があり，この先もっと良い手立てを検討する価値がある」から，皆でリフレクションするわけですから，**自分を客観視し，周囲のスタッフも対象が「事象」であることをしっかりと認識する**必要があります．もし，個人を攻撃するような発言を認めたら，すみやかに修正を促し，リフレクションについてもう一度学ぶ機会をつくりましょう．

参考文献

1) David A. Kolb："Experiential Learning: Experience as the Source of Learning and Development". Prentice Hall, 1984
2) Graham Gibbs："Learning by doing: A guide to teaching and learning methods". Further Education Unit, pp46-47, 1988

（濱本 実也）

5 研究する
看護課題の見つけ方

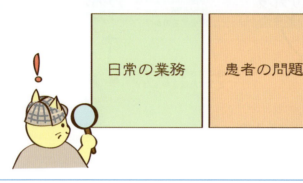

"ひらめき"が大事

　まず，最初に病棟スタッフが研究に取り組むうえで，そしてそれを管理者として支援するうえで重要なことを覚えておきましょう．

　病棟スタッフは（ほとんどの場合），研究自体を業（なりわい）としている研究者ではありませんし，研究を行うトレーニングを受けているわけではありません．そのなかで，いわゆる独創的で，概念枠組があって，世の中に貢献するような研究を行うことは不可能です．そのような意味では，研究に関する本をたくさん読めば読むほど，自分たちが研究から解離していることに気づくでしょうし，「これって意味あるのかなあ」と思うことになります．

　でも，大丈夫です．日々患者に接し，医療を提供している私たちのなかには，疑問に思っていること，調べてみる価値があるネタが無数にあります．

　ネタ探しは難しく見えますが，ちょっとしたひらめきで行えることがほとんどです．そこにあまり独創性とか，新規性を求めすぎないようにしてください．いわゆる研究者が行う研究と病棟スタッフが行う研究を同じものだと思ってしまうとコテンパンにやられてしまいます（臨床家にできる研究は，それはそれで価値があるものです）．気楽にはじめましょう．

論理的に考える

　必要な管理者の態度としては，研究を通じて研究を行うスタッフが，わかっていなかったことを明らかにするプロセスを学ぶことです．もっと簡単に言ってしまえば，**論理的に調べ，論理的に証明し，論理的に人に伝えるプロセスを学習すること**です．さらに，それらを楽しいと思えることです．論理的にものごとを考える力がつくことにより，日々のケアや，医療安全，日常業務で起こる問題に対する問題解決の方法が何か変わるかもしれません．

業務から研究テーマを見つける

　病棟で新しく取り組むことがあるとして，それを取り組んだ前と後で比較すれば，それも研究になります．私たちは新しいことに無数に取り組んでいます．業務を連絡するノートを見てみてください．直近の1年間分にも，「○○しましょう」という記述が無数にあるはずです．こういったことでも"やりっぱなしでなく評価する"ことによって研究になるものは，たくさんあります．たとえば次の記述です．

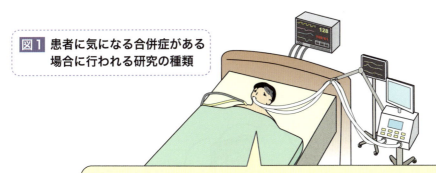

図1 患者に気になる合併症がある場合に行われる研究の種類

① その合併症はどうやったらわかるのか（たとえば診断の方法や定義）
② その合併症の発生率はどの程度か
③ その合併症はどのような人で起こるのか
④ その合併症はどうやったら予防できるのか

感染性ゴミに非感染性ゴミがたくさん入っています．注意しましょう．

はい，前後で変化しましたか？ こういうことです．こういうのだって，論理的に調べて，論理的に証明し，論理的に人に伝えるプロセスを踏むことができるのです．

患者の問題からテーマを見つける

以上のように，業務を通じての気づきから研究課題を得てもよいのですが，もう少し患者の問題に対する気づきから始まるような研究の話をします．

何か課題（気になった合併症など）がある場合，おおむね 図1 のような研究が行われます．
初心者は，④が研究だと思っています．「こういうことをやったら，発生率が減るんじゃないか」というような．しかし，実際に④に取り組むのは非常に困難です．残りは①から③です．
①はそもそも診断の仕方——たとえば，せん妄であればどのようにせん妄を診断するか，どの評価ツールを使用するかなどの話で，初心者が行うには難易度が高いことが多くなります．④のような研究は，①から③まで揃ったうえで行う研究です．

そうなると，お勧めは②と③です．つまり，**何か気になっていることがあるのであれば，「それはどのくらいの頻度で起こるのか？」をまず知らべ，その次に「それはどういう人に起こるのか」を調べる**のです．たとえばICUで眠れていない人が多いな，と思ったのであれば，「足浴でリラクゼーションしたらいいのかな？」とつなげるのではなく（それだと④になりますね），眠れていない人はどの程度いるのかな？というふうに進めるのです．

このようにやっても研究というレールに乗ることができ，たくさんの課題を見つけることができます．

（卯野木 健）

コラム

まずは，現状リサーチ！

気になっていること（問題）に気づいたら，まずは現状を確認しよう！「その問題は，いつから？」「問題が大きくなっている？」「他の施設よりも悪い？」「改善したほうがよい？」この過程で「やりたいこと」そして「やらなければならないこと」が見えてきます．
そして「これだ！」と思ったら，研究への一歩を踏みだしましょう．

（濱本）

5 研究する
研究計画の立て方

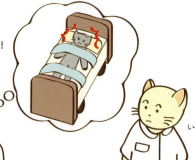

研究手法を考える

　研究計画を作成するのが，もっとも難しい作業です．なぜなら初心者が持ってくる研究のネタの多くは，実際に行うことのできない研究なのです．なぜなら初心者は，研究したいネタは思いつくことができても，それをどのような研究手法で明らかにするかを同時に考えていないからです．したがって，ここで管理者が行うアドバイスは，**そのネタをどのような研究手法で明らかにするかを一緒に考える**ことになります．

初心者が陥る落とし穴

　経験上は，初心者の思いついたほとんどの研究課題は，残念ながらここでアウトになります．どのような研究デザインに入れ込んでも，明らかにできません．倫理的に難しかったり，患者数が足りなかったりというのがアウトの原因です．例を出しましょう．
　たとえば，「身体抑制をするとせん妄になるのではないか」という問いです．これをどうやって証明すればよいでしょうか．倫理的な問題を抜きにして考えると，患者を2つのグループ——身体抑制をするグループと，そうではないグループとに分けてせん妄の発生率をみればよい

のでしょうけど，そんなことは倫理的にできません．であれば，「臨床上の必要性がある身体抑制をしている人」を観察し，せん妄になるかどうかをみればよいのかもしれません．「臨床上の必要性があり」であれば，研究のためにあえて抑制をしているわけではないので，倫理上の問題は少なくなりますね．で，そうすると必要性があって抑制した患者と，抑制していない患者の2群ができて，その2つの群のせん妄発生率を比較することができることになります．これでうまくいきそうな気がしますが，ダメです．なぜなら，「臨床上の必要性があり」はそもそも「せん妄になりそうな人を対象にしているのではないか？」という疑問が残るからです．つまり，せん妄になりそうな人に対して身体抑制をしているのであるから，せん妄になっても当たり前で，それは身体抑制だからせん妄になったとは言えないのではないかということです（図1）．
　このように，実際にどのような研究手法を使えばよいのかを考え出すと結構難しいのです．研究計画は，その**研究デザイン**をもって，論理的に「最終的に明らかにしたいものを明らかにしたか」をみるためのものです．

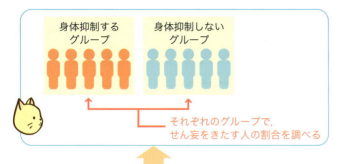

図1 実現可能な研究か？

- 倫理的問題は？
- 統計的に意味のある人数を集められる？
- もともと「身体抑制が必要な人たち」は，せん妄をきたしやすいのでは？

それぞれのグループで，せん妄をきたす人の割合を調べる

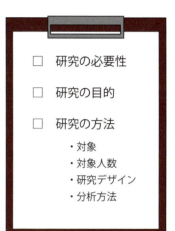

図2 研究計画に必要な項目

- 研究の必要性
- 研究の目的
- 研究の方法
  ・対象
  ・対象人数
  ・研究デザイン
  ・分析方法

研究デザインのエッセンス（図2）

● 研究の必要性

研究デザインに関して説明すると，それだけで一冊の書籍になるので割愛しますが，研究計画に記述する必要があるのは，まずは研究の必要性です．**なぜこの研究を行う必要があるのか，過去の文献では明らかになっていないのか**を踏まえて必要性を述べます．研究というのは多かれ少なかれ，患者さんの協力が必要であったり，個人情報を提供してもらったりするものです．少なくとも研究の必要性を説得できるものでなければいけません．

● 研究の目的

次に，研究の目的です．何を明らかにするのかを明瞭に述べる必要性があります．研究の目的は研究の芯ですから，なんとでも受け取られるものではなりません．ビシッと書くことが大切です．できるだけ，簡潔明瞭になるよう**目的は一つ**にしましょう．たとえば，以下はダメな例です．

> ✗ 早期離床が人工呼吸患者のせん妄の発生率に影響を与えるかを調査し，看護の質の向上に寄与する

2つの目的になっており，また，「看護の質の向上に寄与する」は将来の目的ではあるかもしれませんが，本研究で明らかにできることではありませんね．なので，以下のようにするとスッキリします．

> ○ 早期離床が人工呼吸患者のせん妄の発生率に影響を与えるか否かを検討

こうすると，この目的に対して，結果がどうなったかがはっきり見えやすくなります．

● 研究の方法

次に，研究方法を書きます．ここでは，**対象，対象人数，研究デザイン，分析方法**を記載します．つまり，どのくらいの人数，どんな患者を対象にするのか，どのような方法で研究を行い，どのようなデータを収集し，どのような分析を行うのか，です．加えて，倫理上の配慮を考えましょう．基本的には，**所属施設の研究倫理委員会に研究計画を含めて諮ることになりますので，早めに担当者に相談する**ことが大切です．

（卯野木 健）

5 研究する
分析方法の選択

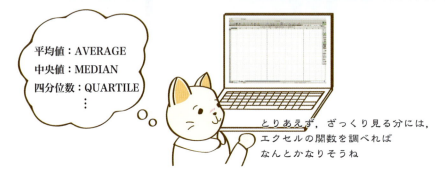

代表を表す

● 平均値と中央値

収集したデータは，みんなにわかりやすい値として表示しなければなりません．一つ一つのデータをすべて見せても，数が多ければただの数値の羅列になります．そこで使用されるのが，平均値や中央値です．

平均値は，一つずつのデータを足し算して，データの数で割ったものです．**中央値は，データを上から順に並べて，一つずつ順位を付けていって，ちょうど真ん中の順位にくるデータ**を示します．

図1で説明しましょう．左の表は患者A〜G，それぞれのデータです．平均を出す場合は，A〜Gまで7人の患者のデータを足して，データ数である7で割ればよいです．それに対して中央値は，データを並べ替えて，順位を付けます．右の表でいうと，Eが1位，Aが2位，……という感じになります．最後まで順位を付けると7位までくるので，7位の真ん中，つまり4位の位置にあるデータが中央値になります．平均値や中央値はMicrosoft Excelなどの表計算ソフトで簡単に出すことができます．

では，どのような時に平均値を使い，どのような時に中央値を使用するのでしょうか．基本的には，たくさん集めれば**正規分布しそうなデータは平均値，そうでない場合は中央値で表示**します．**正規分布とは，度数分布表をつくった時に釣鐘型（図2）になるデータ**です．

● パラメトリックとノンパラメトリック

正規分布に従うかを考えるポイントは，もし，そのデータをたくさん集めたとすると，平均値

図1 平均値と中央値

	平均値		中央値	
	患者名	データ	患者名	データ
	A	80	E	90
	B	50	A	80
	C	60	D	70
	D	70	C	60
	E	90	B	50
	F	50	F	50
	G	40	G	40
	平均値	62.857…	中央値	60

← 並べ替えて，ちょうど真ん中の順位の値

図2 正規分布の例

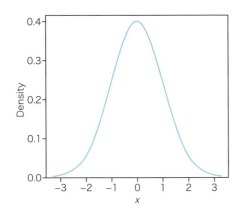

図3 標準偏差とパーセンタイル値

標準偏差
- 分散の平方根
  (分散は,平均値と各データとの差(偏差)の2乗を足した値をデータ数で割って求められる)
- 標準偏差が大きいほど,データのばらつきが大きい

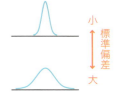

パーセンタイル値
- データを昇順に並べ替え,小さいほうから数えて¼のところにある値を25パーセンタイル値,¾のところにある値を75パーセンタイル値と言う
- この25パーセンタイル値と75パーセンタイル値の差が大きいほど,データのばらつきが大きい

を中心とした釣鐘型のデータになるかどうかです.このようなデータはパラメトリックデータと言われます.通常,年齢や体重などといったデータは,たくさん集めれば正規分布に従うと考え処理するので,代表値として平均値を使用します.

逆に「点数」で表すようなものは,おおむね正規分布しません.たとえば簡単なテストだったら,90〜100点がいちばん多くて,真ん中の層はあまりいなくて,30点くらいがたくさんいて……とか,いろいろなパターンが考えられるわけです.このように特定の分布を想定できないデータは,ノンパラメトリックデータと呼ばれます.臨床の現場に当てはめて考えると,たとえばGlasgow Coma Scaleなどのデータは中央値で表現するのが普通です.人工呼吸期間も同様です.

ばらつきを表す

個別のデータを全部いっぺんに見ることができないので,データの平均値,中央値を使用してデータの代表をみると述べてきましたが,それだけでは不十分です.なぜなら,データのばらつきが見れないからです.

たとえば,同じ平均値でも平均値付近に収束しているデータなのか,それとも左右にばらつきのあるデータなのかは,平均値を見ただけではわかりません.そこで使用するのが**標準偏差(SD:Standard Deviation;図3上)**です.**平均値を表す時には,この標準偏差を一緒に表記**するのがルールです.たとえば,「67±10」のように記します.67が平均値,10が標準偏差を表します.

もし**中央値で表記する場合は,**標準偏差を使用せず,**25パーセンタイル,75パーセンタイル値(図3下)**を表記します.「67[50-72]」のように表記します.これらもMicrosoft Excelなどで計算することができます.

群間の差をみる

たとえば,2つのグループがあって,それぞれの平均値,標準偏差があったとします.これら2つのグループが**異なるグループなのかどうかを調べるのが検定**です.比較するのが平均値の換わりに,中央値でも,割合でも同じです.ただ,平均値の比較なのか,中央値の比較なのか,割合の比較なのかによって検定の方法が異なりますので注意してください.

検定自体は,統計ソフトを使用します.無料の"R"はよく使用されていますが[1],これらのパッケージを使用する際は,詳しい人に相談するか成書を参照するとよいでしょう.

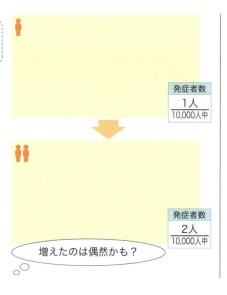
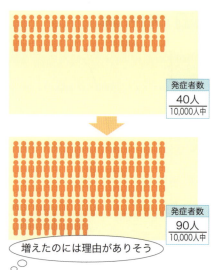

図4 発症率に違いはある？

発症者数 1人／10,000人中
発症者数 2人／10,000人中
増えたのは偶然かも？

発症者数 40人／10,000人中
発症者数 90人／10,000人中
増えたのには理由がありそう

● p値って何？

さて，検定では，**p値**というのがわかります．このp値について知る必要があります．

たとえば，あなたはファミリーレストランによく行くとします．そのファミレスでは1,000円以上の食事につき1回くじが引けます．先月は5回くじを引き，1回「当たり」が出て，100円のクーポン券をもらいました．今月も5回くじを引き，今月は2回「当たり」が出て，100円のクーポン券を2回もらいました．先月の当選率は1/5で20％，今月は2/5で40％です．今月のほうがより当たっていますね．そこであなたは，今月のほうが当たりくじの量が多いのではないかと推測しました．では，その分析は当たっていると感じますか？"たまたま"今月は多く当たったんじゃないか，と感じませんか？ この"たまたま"がキーワードです．

たとえばコインを投げて，「表」が2回続けて出たからといって，「コインの表裏に細工が施してあるんじゃないか？」って疑わないですよね．それと同じです．いろいろなデータには"たまたま"――つまり"偶然"というものが付き物なのです．

もう一つたとえてみましょう（図4）．ある疾患の罹患率の推移を調べているとします．ある期間は10,000人中1名が罹患，次の期間には10,000名中2名が罹患した場合，発症率が上昇したと言えるでしょうか？「次の期間」で罹患した患者は2名と増えていますが，たまたまじゃないかと思わないでしょうか？ でも，もしこれが，最初の期間は10,000人中40人が罹患，次の期間では10,000人中90人が罹患だったらどうでしょうか．本当に増えているんじゃないか，増える原因が背景にあるんじゃないかって感じませんか．それと一緒です．

この時に考えなければならないのは，この発生率の違いは"たまたま"生じたものなのかどうか，ってことなのです．たまたま生じたものであれば，両者に本質的な差はないことになりますし，たまたまでなければ，実際に疾患の発生率が減少したということになります．この2つあるいはそれ以上の群の間における発生率や平均値を比較した場合，**本当は差がないのにもかかわらず，"たまたま"群と群の間に差が生じることを「αエラー」**と言います．

例に当てはめてみましょう．最初の期間では10,000人中1名が罹患したので確率は0.01％になります．その次の期間では10,000人中2名が罹患したから，確率は0.02％です．この2つの差は"たまたま"じゃないかって直感で思うかもしれませんが，数値をみると，増えていることは増えています．この時，「たまたま」最初の群と後の群で差が生じていることがαエラーと呼ばれるものです．統計ではαエラー

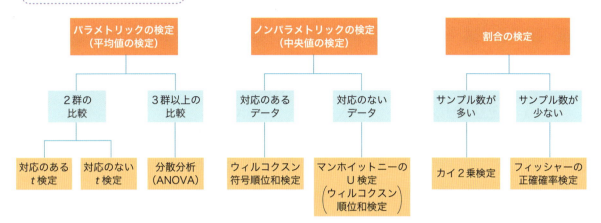

図5 よく使われる検定方法

の確率をp値として表します．つまり**p値というのは，2つ（あるいはそれ以上）の群で差がある場合，それがたまたま生じた確率**を示します．もしもp値が0.5であれば，50％の確率でその差は偶然に生じたもので本質的には変わらないということになりますし，2つ（あるいはそれ以上）の群で本質的に差が生じていることを示すには，その差が偶然生じたものでないことを示す（＝p値ができるだけ小さくなる）ことが必要になります．

一般的には**p値が0.05未満**，つまり5％未満になった場合，本質的に群の間に差があるということになっています．これを「**有意差がある**」という言い方をします．

● 平均値の比較

平均値で表す時点で，そのデータはパラメトリックだと思いますが，2群の比較は**t検定**で行えます．t検定には**「対応のある」「対応のない」**という2つの方法があります．「対応のある」というのは，同じ患者で2回データをとる場合などに使います．たとえば腹臥位療法の前後で動脈血ガスの結果を比較する場合などに使えます．でも，腹臥位をやった群とやらなかった群でPaO_2を比較するのならば「対応のない」になります．

t検定の注意点は，3群以上の比較ではt検定は使えない，ということです．3群以上では**分散分析（ANOVA）**という方法を用います．

● 中央値の比較

ノンパラメトリックデータでは，検定法がパラメトリックデータとは異なります．たとえば2群間の比較では，t検定ではなく，**マンホイットニーのU検定（ウィルコクスン順位和検定）**が用いられます．もし，その中央値が「対応のある」ものであれば，**ウィルコクスン符号順位和検定**が使用されます．

● 発生率（割合）を比較する場合

カイ二乗検定という方法がよく使用されます．同じような手法で**フィッシャーの正確確率検定**という方法もあります．あまり違いはないと思ってもらってよいですが，サンプル数が少ない場合，フィッシャーの正確確率検定が使用されることが多いですので，基本的にはフィッシャーの正確確率検定を使うと考えてよいと思います．

参考文献

1) 新谷 歩："みんなの医療統計 12日間で基礎理論とEZRを完全マスター！"．講談社，2016

（卯野木 健）

5 データの取り方

研究する

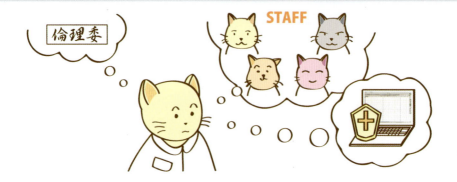

インフォームド・コンセント

　データ収集の際には，すでに診療録に記載されている内容から抽出できる内容なのか，研究の目的で（通常の記録とは別に）収集する項目なのかを分けましょう．

　もし，後者であれば患者の同意が必要となることが多いため，データ収集の前に研究倫理委員会などに相談する必要があります．前者でも必要となることもあるので，基本的にはまずは**研究倫理委員会などに相談する**とよいでしょう．

実務上の注意

● フォーマットの決定

　データは，まずは**フォーマットを定めた紙に記載し，定めたバインダーに閉じるように指導**します．

　データを収集する段階では，最初から表計算ソフトに落とし込むより紙ベースのほうが埋めやすいですし，修正したり，コメントを書き込むことも簡単です．基本的には研究内容によりますが，1人の患者につき1枚のフォーマットを作成し，そこに手書きでデータを入れていきます．それらは，最終的には表計算ソフトに入力できるようにします．

　おそらく，数人以上でデータを収集すると思いますが，実際にデータ収集を行う前に，実際にデータを収集できるのかを評価するために**プレテスト**を行います．計画を立てていても実際に収集してみるとフォーマットに抜けがあったり，どの時点のデータを収集するか迷ったりするものです．最初から完璧なデータ収集はできませんから，まずは対象者を絞って，プレテスト，つまり実際にフォーマットに書き込む作業をやってみます．

　データ収集は，研究計画書に基づいて行います．なので，**研究計画書には収集するデータ項目すべてを記載すべき**です．データ収集の際には**「どのように」データを収集するのか**を考えてから行いましょう．

　これはデータ収集項目を決定する以前の話ですが，**収集できない，あるいは収集困難なデータを含まない**ようにしましょう．研究計画上，どうしても入れる必要がある場合は，どのような仕組みで容易にデータを収集できるかを頭の中で具体的に考えたうえで入れるようにします．でないと，研究計画に書いたけれども実際には収集できなかったということになってしまいます．

● スタッフのモチベーションを保つ

　すべてのスタッフに収集してもらうのか，研

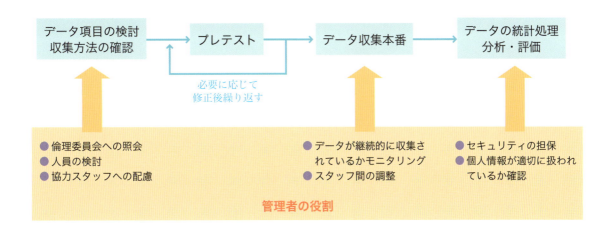

図1 データ収集の流れと管理者のおもな役割

究に携わるスタッフに収集してもらうのかは，スタッフの研究に対するモチベーションを決める一因になる可能性があります．

たとえば，すべてのスタッフがデータ収集に携わるのであれば，発表者や筆頭者は公平に，みんなが納得する形で選ばれなければなりません．納得できないかたち，すなわち，労力をかけたのに報われないという気持ちを持つ人が多いと，次の研究に協力してくれないかもしれません．

基本的に，**研究は勤務の一部とは認められていない（本務ではない）ことが多いため，個々のスタッフのモチベーションに頼りながら行う作業**です．そのあたりを十分配慮しながら進めることは重要です．

● データ収集時における管理者の役割

データ収集は，いちばん骨の折れる作業です．研究が達成できなかった理由のもっとも大きいものはデータ収集が長続きしなかったことにあるといってもよいくらいです．なので，**コツコツ，少しずつでも毎日積み上げるように収集できるようサポートする**必要があります．管理者は，それが継続しているのか，どこで止まっているのかをモニタリングする必要があります．そして，必要であれば人手を与えたり，より効率のよいデータ収集法を考えたり，また，それ

が適切であれば，他のスタッフに協力を求めることができるように調整します．

最後に，管理者はデータの**セキュリティに配慮**しなければなりません．収集しているデータの匿名化が行われているか，データが個人のPCやフラッシュメモリーに入って院外に持ち出されていないか，記録した紙は適切に処理されているかを院内の規定に従って確認する必要があります．特に統計は病棟内で完結できないことが多いため（たとえば図書館で行うなど），統計をかける段階で，不必要な個人情報は消去しなければなりません．

（卯野木 健）

コラム

データにうんざり！したスタッフへ

データ収集は，正直大変な作業です．地道にカルテを調べる，チェック表を入力し続ける，そのうち「うんざり」してきます．そんな時には，途中でもいいので経過（結果）をグラフにしてみましょう．「良くなっている気がする」「○月が多いよ」など収集したデータの意味がわかると，やる気が復活してきます．「もっと知りたい！」を引き出すことが，「うんざり」対策の特効薬です．

（濱本）

5 研究する
評価と活用

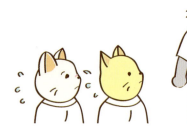

こないだデータ集め協力した
あの研究だけどさあ……
○○だったのは××だったからだと
絶対思うんだよね
君たちは△△って思ってるようだけどさ

「論理的に」が重要

　本章の冒頭（108ページ）「**看護課題の見つけ方**」でも述べましたが，院内で行う研究の際，忘れてはならない重要な視点は，患者へのより良質な医療の提供を含む病棟の業務改善に役に立たせること，そして，論理的なものの考え方を身につけることです．研究という作業のなかで，何を学んでいるのか，順調に学んでいるのかを常に見ていくことが大切です．そして，研究を「嫌になる」ことがないよう十分に配慮するようにしてください．あくまでも**研究は押しつけられるものではなく，自分から行うもの**です．その観点を忘れずに関わってください．

　研究は，その方法，結果，考察，結論が論理だって説明されていなければなりません．当然，病棟全体でがんばったのに，期待したような結果が出ないということもあるでしょう．しかし，**期待された結果が出ないからといって考察を自分たちに都合のよいように書き換えるようなことはやってはいけません**．あくまでも，自分たちの考えた方法から導き出された結果を，論理的に誰でも納得できるようなかたちで考察しなければなりません．

　病棟内のディスカッションでは，さまざまな意見が出ることと思います．それらの意見のなかには，結果に基づいていなかったり，自分たちの思いに偏った意見も多くあることと思います．スタッフが研究する際には，さまざまな人間関係のなかで行うため，もしかしたら，先輩の意見に従わなければならなくなっているかもしれません．管理者は，**あくまでも誰の意見であるかが重要なのではなく，研究者の意見でもなく，結果から論理的に何が言えるかが重要である**という視点を伝えなければなりません．

研究成果の共有

● 学会発表

　研究の成果はできるだけみんなが共有できるようにしましょう．病棟内や病院内では，発表内容のスライドやポスターを掲示するのは良いアイデアです．

　また，できるだけ多施設が集まる学会などで発表することは，知らない人たちの前で自分たちの実践を説明する良い機会になります．さらに，それらの機会を通して，自施設のことだけではなく，他施設の現状や実践を知り，自分たちの実践を振り返るまたとないチャンスになります．

　しかし，同じ病棟からの学会発表は，一度に参加できる人数も限られてしまいます．管理者としては，**現在行おうとしている研究と，どの程度の人数が参加しているのかを知り，発表の**

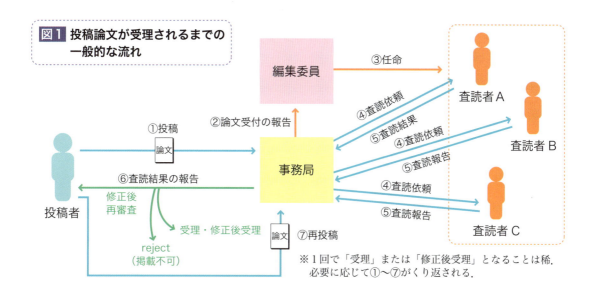

図1 投稿論文が受理されるまでの一般的な流れ

場が重ならないように配慮しておくとよいでしょう．多くの場合，もっとも大きな学会に参加したがるものですが，調べると同じ領域でもさまざまな学会があることに気がつくと思います．できるだけ多くのスタッフに学会に参加できる機会を設けるために，**各学会の抄録締め切りの時期を知り，年度初めから発表の場を決めておく**とよいと思います．

● 論文発表

しっかりとした研究を行った場合の最終目標は学会ではなく論文にすることです．**学術的な世界では，論文になっていないものは価値が認められない**（というか，論文になっていないといろいろな人がそれを知るすべがない）といってもよいくらいです．

ただし，学術論文は，提出したらすぐに掲載が決まることはほとんどなく，**何回も修正をしながら，時間をかけて進める作業**になります．査読者から修正を入れられ，それを修正して再度査読してもらう……という作業には長期間かかりますので，根気がないと途中で投げ出してしまうことになります．

学術論文にする際には，多くの場合，まとめ方，提出の仕方，修正の仕方などさまざまな作法がありますので，経験のある人に見てもらうのがよいでしょう．また，学会でも論文化のサポートをしてくれる場合がありますので，そのような機会があれば，支援を受けるとよいと思います．

（卯野木 健）

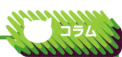

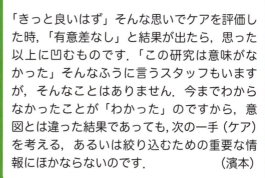

有意差がない！？
どうする？

「きっと良いはず」そんな思いでケアを評価した時，「有意差なし」と結果が出たら，思った以上に凹むものです．「この研究は意味がなかった」そんなふうに言うスタッフもいますが，そんなことはありません．今までわからなかったことが「わかった」のですから，意図とは違った結果であっても，次の一手（ケア）を考える，あるいは絞り込むための重要な情報にほかならないのです．　　　　（濱本）

6 ストレスに対応する
メンタルサポートの方法

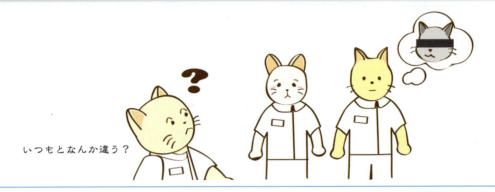

いつもとなんか違う？

メンタルサポートのポイント

看護師は、命を扱う責任の重い仕事であることから、非常に大きなストレスを抱えています。仕事に必要な知識や技術を兼ね備えるための努力も必要ですし、社会人としてだけでなく、人としてどうあるべきかなど、自分の心（価値観・道徳観や倫理観など）を見つめ直さなければならない機会が多くあります。さらにさまざまな人（患者・家族、医師をはじめとする他職種、他の看護師など）と関係しながら行う仕事であることから、非常に心理的な負担が大きいです。

そんな看護師たちをまとめる立場にある副師長（主任）は、**スタッフが抱えている苦悩をキャッチして、多くのスタッフに対応しなければなりません**。病棟のなかの問題ごとをたくさん抱え、かつスタッフのメンタルサポートを行うのは非常に過酷ですが、副師長（主任）の対応によって、スタッフが抱える心理状態が大きく変わることも稀ではなく、むしろ非常に重要な役割です。

メンタルサポートのポイントを表1に示します。

表1 メンタルサポートのポイント

よく見て観察する
1. 仕事の様子： 　仕事のスタイル（時間管理や得意としていること） 　今の目標（達成できていることと今の課題） 2. 職場内の人間関係： 　気が合う人は誰か、苦手な人は誰か、相性 3. 体　調： 　元気があるか、顔色はよいか、身だしなみの変化はないか、立ち振るまい 　シフトに無理はないか 4. プライベート：趣味は何か 　休みのとり方（根掘り葉掘り聞かず嫌がられない程度に）など
日ごろから声をかける
1. 仕事とは関係ないことでも話しかける 2. 気軽に話すことができる関係をつくる

表2 メンタルヘルス指針における4つのケア

セルフケア
労働者自身がストレスや心の健康について理解し，自らのストレスを予防，軽減あるいはこれに対処する
ラインによるケア
労働者と日常的に接する管理監督者が，心の健康に関して職場環境などの改善や労働者に対する相談対応を行う
事業場内産業保健スタッフらによるケア
事業場内の健康管理担当者（産業医・保健師・衛生管理者・臨床心理士など）が，事業場の心の健康づくり対策の提言を行うとともに，その推進を担い，また労働者および管理監督者を支援する
事業場外資源によるケア
事業場外の機関（地域産業保健センター，都道府県産業保健推進センター，労災病院，外部EAP機関など）および専門家を活用し，その支援を受ける

メンタルサポートの具体的対応

とにかく気にかけることが大切です．気にかけていることを相手にわかりやすく伝えることも重要となってきます．

相手の話をよく聞きます．たとえ解決策が出なくても聞きます．

日ごろの仕事でできていることを認めます．できなかったことよりも，できていることを意識できるように伝えます．

目標が達成できそうになかったら，早めに目標を下げて達成できるようアドバイスします．

身体症状や感情のコントロールが難しそうな場合は無理をせず，専門家（クリニックの受診など）の力を借りる手段もあることを伝えます．

セルフケアの方法を身につけられるよう，ふだん自分がとっている（意識している）方法などを伝えます．

- 労働者自身がストレスに気づき対処すること——**セルフケア**
- 管理監督者が職場環境などの改善や個別の指導・相談を行うこと——**ラインケア**
- 組織内の健康管理担当者により対策すること——**事業場内産業保健スタッフによるケア**
- 組織外の専門家や相談機関を活用し対策すること——**事業場外資源によるケア**

● メンタルヘルス対策の4つの柱（表2）

厚生労働省は，「労働者の心の健康の保持増進のための指針」（メンタルヘルス指針，平成18年3月策定）に基づく職場のメンタルヘルス対策を推進しており，さらに「事業場における労働者の心の健康づくりのための指針について」のなかで，メンタルヘルス対策推進に重要なケアとして，以下の4つを挙げています．

さらに平成27年12月よりストレスチェック制度を施行し，定期的に労働者のストレスの状況について検査を行い，本人にその結果を通知して自らのストレスの状況について気づきを促し，個人のメンタルヘルス不調のリスクを低減させるとともに，検査結果を集団的に分析し，職場環境の改善につなげる取り組みを推進しています．

参考文献

1) 厚生労働省："職場における心の健康づくり〜労働者の心の健康の保持増進のための指針〜"
http://www.mhlw.go.jp/new-info/kobetu/roudou/gyousei/anzen/101004-3.html

（八木橋智子）

6 ストレスに対応する
ストレスマネジメント

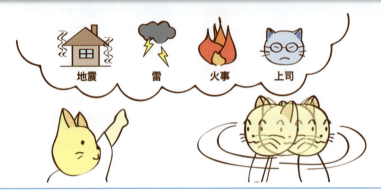

　昼夜を問わず働く看護師は仕事のストレスだけでなく、さまざまな患者・家族、看護職員さらには他の職種などの多くの人間と関わることで多大なストレスを抱えやすい状況にあります。あらゆるストレスに対応する能力を持つことで、あらゆる状況や対人関係などに対応することができますが、それは決して簡単なことではありません。

認知行動療法の基本モデル

　認知行動療法では、人間の心を「環境と人間の相互作用」としてとらえています。基本モデルでは、ある環境に対する人間の反応を「認知」「気分・感情」「身体反応」「行動」の4領域に分け、環境と人間の相互作用だけでなく、その4領域間の相互作用もとらえようとします（図1）。

　外的な現象である「環境」と、内的に感じる現象である「気分・感情」「身体反応」は、直接的にコントロールすることが難しいですが、「認知」は工夫をして、思いなおしやイメージのしなおしが可能です。また、「行動」も自分なりに工夫して、これまでと異なる行動をとることが可能です。すなわち認知行動療法は、その人の**ストレス体験を外的相互作用および内的相互作用ととらえたうえで、「認知」と「行動」を工夫して、その悪循環から脱出しよう**という考え方です。

　たとえば「考え方がいつも合わない上司」である「環境」は、自分ではコントロールできませんが、「上司の考えが理解できない！」という今までの「認知」を「考え方が合わないのは、今までのキャリアが違うからではないか」「合わないのは私の考えが上司に十分伝わっていないからなのかもしれない」という「認知」に変えてみることで、「自分はこう考えているが、まちがっていないでしょうか？」と確認してみる行動に移すことができるかもしれません。そして、その「行動」が変化したことで、上司の考えを聞き出し、考え方のすり合わせができるチャンスを得ることになるかもしれません。

「できていない」ではなく「できている」を

　初めから完璧な副師長（主任）などどこにもいません。やらなければならない仕事は山ほどあるのに、師長やスタッフからの要望が次から次へとやってくることもあるでしょう。もしかしたら、そんな毎日に嫌気がさしてしまっているかもしれません。しかし、自分は一人しかいないし、自分の仕事は誰も代わってはくれず、一時的に逃げてもいつかは取りかからなければ

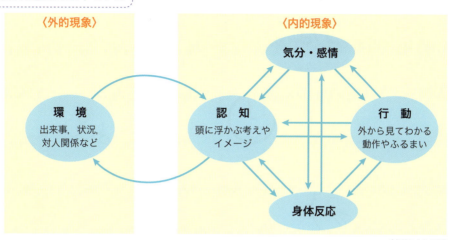

図1 認知行動療法の基本モデル

(文献1より引用)

なりません．本当は，ストレスを抱えずにすんなりそこに向かえればよいのですが，常にそのような姿勢でいるのも難しいことです．そんな時は，一度肩の力を抜いてみましょう．「休みの日は仕事から離れる・考えない」「気分転換する」「好きなことだけやる」でも，いつまでもそれだけでは何の解決にもならないので，「小さな（達成可能な）目標を立てる」「とりあえず取りかかる」「仲間を増やす」などの対策をとってみましょう．一つでも達成できると，まったく気分が変わってくるものです．また，「成果を共有できる誰か」がいると喜びも2倍になるはずです．

いつもスタッフに私が伝えているのは，「できていないことばかりに着目するのではなく，できていることを自分できちんと認めること」です．新人看護師であっても，副師長であってもこれを常に意識しておくと，自己効力感を高めることにつながると信じています．ぜひ実践してみてください．

参考文献

1) 岩壁 茂 他："臨床心理学入門．多様なアプローチを越境する（有斐閣アルマシリーズ）"．有斐閣，2013

（八木橋智子）

> **コラム**
>
> ### コミュニケーション・ギャップ!?
>
> "北海道出身のAが「ごみを投げて」と言ったため，ゴミが出ないよう袋の口を縛りAに向かってゴミを投げた．Aは激怒してゴミを投げ返した"という話を聞きました．北海道では「捨てる」ことを「投げる」と言うのだそうです．これは方言による取り違えですが，このような言葉の意味や解釈による誤解もコミュニケーション・ギャップの一つと言えます．たしかに若者とのギャップも，言葉で感じることがありますよね．さて，このギャップは立場が違えば大きくなるものです．またDrucker*は「情報が多くなれば，コミュニケーション・ギャップは，縮小するどころか，むしろ拡大しやすくなる」としており，より多くの情報を取り扱う管理者は，スタッフとのギャップを覚悟し，常にギャップを埋める努力を続けることが大切です．
> 相手にわかる言葉で，相手の立場を慮って，自分の期待や欲求を丁寧に伝える．相手が「できない」理由が自分にあるかもしれない可能性を考え，コミュニケーションを十分にとり相互理解を図ることが重要です．
>
> * Peter F. Drucker："プロフェッショナルの条件—いかに成果をあげ，成長するか"．ダイヤモンド社，pp169-176，2000
>
> （濱本）

7 労務管理を知る
時間外手当は，どのような場合に付くの？

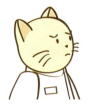
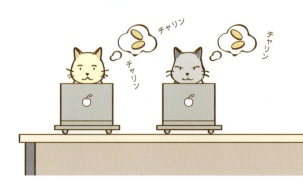

時間外手当は，どのような場合につくの？

　一般的には，「所定労働時間を超えて労働した場合につく」というのが答えになりますが，使用者の指揮命令下にあるかどうかなどの原則があります．

「労働時間」を正しく理解しましょう

　時間外手当（残業代）の話をする前に，まず「労働時間」について正しく理解しておく必要があります．少し難しい表現になりますが，労働時間とは **「使用者の指揮命令の下にある時間」** のことを言います．

　よく質問されるのが「始業前，終業後の更衣の時間」「引継ぎや申し送りの時間」「所定労働時間外に開催される研修や，会議，委員会の時間」「看護業務が終わった後の記録を書く時間」「病院が主催する行事への参加」などが労働時間になるかどうかです．これらは，争い（裁判）になればその時々の細かな状況を検証していくことになりますが，多くのケースで労働時間とみなされます．「使用者の指揮命令の下にある時間」という原則をもとにすれば，上記の時間が労働時間になることが理解しやすいと思います．

　研修，会議，委員会，行事などについては，出席が義務でなければ，労働時間とみなされない可能性もありますが，形式上は任意参加という形をとっていたとしても，参加しないと仕事上不利益を被るなど「事実上は義務」であれば，労働時間とみなされるでしょう（126ページ **「コラム」** 参照）．

時間外手当について

　一般的に，「時間外手当＝法定労働時間（1日8時間，1週40時間）を超えて働いた時間に対して支払われる割増賃金」と思われている方も多いと思います．

● 変形労働時間制を採用しているケース

　ところで，夜勤のある病院勤務では，シフトにより1日8時間以上の勤務があることが普通です．その場合，8時間を超えたところから常に割増賃金になっているかというと，そうではありません．それは，**1ヵ月単位の変形労働時間制** を採用しているためです．

　1ヵ月単位の変形労働時間制とは，**1ヵ月以内の一定の期間を平均して，1週間の労働時間が40時間以内であれば，特定の日や週に法定労働時間を超えて労働させることができる** という制度です．この制度を採用することにより，

表1 1ヵ月単位の変形労働時間制における所定労働時間の上限

1ヵ月の暦日数	28日	29日	30日	31日
所定労働時間の上限時間	160	165.7	171.4	177.1

（単位：時間）

図1 所定労働時間が9時～17時（休憩1時間）で19時まで残業した場合の例
（1時間当たりの賃金が1,000円の場合）

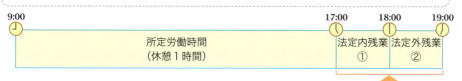

①の残業時間に対しては，1,000円×1時間＝1,000円の残業代
②の残業時間に対しては，1,000円×1.25×1時間＝1,250円の残業代
合計2,250円の残業代になる

たとえば12時間勤務の日を設定しても，その日は8時間を超えても割増賃金は発生しません．12時間を超えたところから割増賃金が発生することになります．ですので，通常は**シフトで定めた勤務時間を超えたところから時間外手当**がついていると思います．なお，法定労働時間を超える時間に対する割増賃金率は25％以上となっています．

なお，1ヵ月単位の変形労働時間制では，変形期間における所定労働時間の上限が決まっています．参考までに，変形期間を1ヵ月とした場合の上限時間を表1に示します．シフトを組む際は，労働時間が上記の上限を超えないようにします．

● 変形労働時間制を採用していないケース

外来専属など，夜勤がなく1ヵ月単位の変形労働時間制を採用していない場合は，原則どおり，1日8時間を超えたところから割増賃金となります．

例を挙げると，所定労働時間9時～17時（休憩1時間）の実質7時間労働で，19時まで残業した場合，18時までの1時間分は，割増でない通常の1時間分の賃金，18時から19時までの1時間分は割増賃金となります（図1）．

時間外労働の上限は？

法定労働時間は，1日8時間，1週間40時間と決まっています（労働者が10人未満の診療所などでは1週44時間）．法律の原則として，この上限を超えて労働させてはならないとなっています．

しかし，病院に限らず一般の会社の多くが，この法定労働時間を超えて労働させているのは，職場の労働者代表と時間外労働に関する協定を結び，労働基準監督署に届け出ているからです．この手続きをせずに上記の法定労働時間を超えて働かせれば，法律違反ということになります．協定のことは**36（サブロク）協定**とも言われますが，これは労働基準法第36条に定められているからです．

そしてこの協定で，延長できる労働時間を定めるのですが，延長できる時間には限度があり，1週間15時間，1ヵ月45時間，1年間360時間までと決まっています．この限度時間も，36協定で特別な条項を付ければ，さらに延長することができることになっています．

しかし，法的に問題ないとしても，慢性的な長時間労働は仕事の効率や意欲の低下，離職要因，健康上のリスク増大などデメリットが大きいです．特に，1ヵ月80時間以上の時間外労働が続いているなかで，そのスタッフが脳・心

本文補足

※1
いわゆる過労死ラインとは，「脳・心臓疾患の発症前1ヵ月間におおむね100時間または発症前2～6ヵ月間にわたって，1ヵ月当たりおおむね80時間を超える時間外労働」です．

> **コラム**
>
> ### 労働時間とされる時間
>
> 厚生労働省が平成29年1月に策定した『労働時間の適正な把握のために使用者が講ずべき措置に関するガイドライン』[1)]では，右のようなケースをはっきり労働時間としています．
>
> （井上）

臓疾患やうつ病などの精神疾患を発症した場合，労災認定さらには民事訴訟による損害賠償請求にまで発展する恐れがあります（補足※1参照）．

ダラダラ残って時間外申請するスタッフへの対応

基本的に病院での看護業務は非常に忙しく，ダラダラ仕事をしている暇などない職場がほとんどと思いますが，管理者の視点で見れば「もっと早く終われるのではないか？」「所定時間を超えた途端に仕事が遅くなっていないか？」「世間話などをしながらダラダラ記録類を書いていないか？」と感じることもあるかもしれません．そのような場合に，時間外手当の申請をされると釈然としないと思います．

賃金の支払い対象となる労働時間は，使用者の指揮命令の下にある時間ですから，「残業の指示はしていない．スタッフが勝手に残っているだけなので，時間外手当の申請は認めない」と管理者が主張するケースも見られます．しかし，職場で仕事をしている限り，業務終了であることを明らかにしていなければ労働時間（＝残業代支払い）ということになるでしょう．たとえ残業を指示していないと主張しても，スタッフが残業をしているのを放置していれば，

仕事をしていることを認めることになるのです．黙示の残業指示があったとみなされます．時間外申請を認めないためには，明確に残業を中止させることが必要になります．

残業代にかかわらず，時間外労働はたいへん重要なテーマですので，先に例に挙げた3つのパターンで考えてみます．

●「もっと早く終われるのではないか？」

状況にもよりますが，もし同じような仕事内容にもかかわらずスタッフ間で早い人と遅い人がいるならば，それは経験や能力，仕事への意識の違いによる差と言えるでしょう．同じ仕事なのに，遅いスタッフのほうに時間外手当が付くというのは，仕事の早いスタッフとの間で不公平感が生まれるリスクがあり，早期に解消しなければなりません．

このような場合，特に経験や能力面が理由で遅いと思われる人に対しては，適切な指導によりスピードアップを目指していきます．留意しておきたいのは，自分の感覚で早い遅いを安易に判断しないことです．選ばれて指導者の立場にいるあなたは，おそらく経験豊富で能力も高いはずです．その自分の基準ではじれったいと思うこともあるかもしれませんが，スタッフ個々の視点に立ってアドバイスをすることが大

> 労働時間とは，使用者の指揮命令下に置かれている時間のことをいい，使用者の明示又は黙示の指示により労働者が業務に従事する時間は労働時間に当たる．そのため，次のアからウのような時間は，労働時間として扱わなければならないこと．
>
> ア 使用者の指示により，就業を命じられた業務に必要な準備行為（着用を義務付けられた所定の服装への着替え等）や業務終了後の業務に関連した後始末（清掃等）を事業場内において行った時間
>
> イ 使用者の指示があった場合には即時に業務に従事することを求められており，労働から離れることが保障されていない状態で待機等している時間（いわゆる「手待時間」）
>
> ウ 参加することが業務上義務づけられている研修・教育訓練の受講や，使用者の指示により業務に必要な学習等を行っていた時間

（文献1より引用）

●「所定時間を超えた途端に仕事が遅くなっていないか？」

看護業務は過酷です．2交替など長時間の所定時間を終えるころには，かなり消耗しているでしょう．所定時間を終えることは一つの区切りでもあり，直接の患者対応ではない業務の残業では，疲れもあって能率が落ちているのはある意味仕方がないとも言えます．そもそも長時間の所定時間を超えてなお仕事が残っている状況は決して好ましくなく，仕事量，内容の見直しをすることも必要だと思われます．

●「世間話などをしながらダラダラ記録類を書いていないか？」

これは上記とも重なる部分もありますが，仕事や時間に対する意識が甘いスタッフに対しては，その意識を変えていくことが必要になります．基本的に，残業は申請・許可制とし，残業が必要な場合は理由と終了時間の目安も報告させて，目標を持って仕事ができるようにします．

なお，仕事の量が最初から明らかに所定時間内に終えられないほど多いことがわかっている場合，「どうせ残業だ．急いでも仕方ない」という気持ちにもなるかもしれません．時間外手当の申請が多すぎると感じる場合は，やはり業務内容の見直しが必要になると思います．

参考文献

1) 厚生労働省：労働時間の適正な把握のために使用者が講ずべき措置に関するガイドライン（平成29年1月20日策定）
http://www.mhlw.go.jp/file/06-Seisakujouhou-11200000-Roudoukijunkyoku/0000152692.pdf

（井上博行）

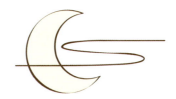

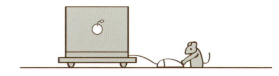

7 労務管理を知る
有給休暇は，必ずスタッフの希望どおりに与えなければならないの？

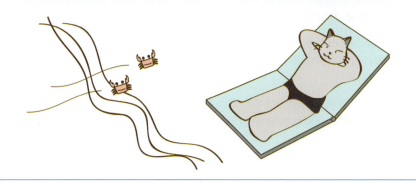

有給休暇は，必ず希望どおりに与えなければならないの？

　法律的には，**スタッフの希望どおりに付与する**ことが原則です．ただし，限られた人員でシフトを組んでいるなかでは難しいことも多いでしょう．計画的付与の制度の活用やスタッフ間で調整してもらうなど，スタッフの不満にならないよう**現実的な対応**が求められます．

有給休暇の日数

　有給休暇（以下有休とします）については，「入職して 6 ヵ月後に発生するもの」「最大で年間 20 日間の付与」ということはご存知のことと思います．正確には，「雇い入れの日から起算して 6 ヵ月の継続勤務」かつ「全労働日の 8 割以上出勤」の場合に，まず 10 日の有休が発生することになります．そして，勤続年数にしたがって最大 20 日まで付与日数が増えていくわけです．勤続年数と付与日数については **表 1** のとおりです．
　有休の時効は 2 年間です．したがってまったく使わなければ，最大で 40 日間の有休を保有することになります．また，パートであっても有休は発生します．パートの有休を **表 2** に示します．

有休が取得できる日は？

　有休は「労働者の請求する時季に与えなければならない」というのが法律上の原則です．つまり，スタッフ側からすれば，自分の指定する好きな日に取れるのが基本なのです．上司や病院が申請を承認（許可）して与えるという形ではありません．
　しかしこの原則だけでは使用者側が大変になることもあるため，使用者側には「**時季変更権**」という権利があります．要するに，「希望された日に有休をとられると困るので，別の日にしてください」と言える権利です．
　この時季変更権も「事業の正常な運営を妨げる場合に」行使できるものとされており，厳密にはこれに該当する場合はかなり限られています．たとえば，「この日は忙しいから（人が少ないから）有休は別の日にして」と簡単には言えないのです．実務上は難しいのですが，時季変更権を行使する前に，有休を申請した人が指定した日にとれるよう勤務シフトなどを配慮するように求められています．

有休を申請されて困るのはどんな時？

　ところで，有休を申請されて困るのはどのよ

表1 勤続年数と有給休暇付与日数（正職員）

勤続年数	6ヵ月	1年6ヵ月	2年6ヵ月	3年6ヵ月	4年6ヵ月	5年6ヵ月	6年6ヵ月以上
有給休暇日数	10日	11日	12日	14日	16日	18日	20日

表2 勤続年数と有給休暇付与日数（パート職員） （週の所定労働時間が30時間未満）

週の所定勤務日数	1年間の所定労働日数	勤続年数						
		6ヵ月	1年6ヵ月	2年6ヵ月	3年6ヵ月	4年6ヵ月	5年6ヵ月	6年6ヵ月以上
4日	169～216日	7日	8日	9日	10日	12日	13日	15日
3日	121～168日	5日	6日	6日	8日	9日	10日	11日
2日	73～120日	3日	4日	4日	5日	6日	6日	7日
1日	48～72日	1日	2日	2日	2日	3日	3日	3日

週の所定労働日数が5日以上または週の所定労働時間が30時間以上の場合
→正職員と同じ付与日数（表1）

本文補足

※1 労使協定の締結や指定できる日数など，導入には条件があります．

※2 退職時期に関しては，就業規則に「2ヵ月前に申し出ること」と規定したとしても，民法の規定により，退職の意思表示をして2週間経過後には退職することができますので，あくまでも協力してもらう形になります．

うな時でしょうか？　おそらく次のような時ではないでしょうか？

① 申請日から取得希望日までの日数が少ない直前の申請
② 連続して2日以上の連休申請
③ 退職前のまとめて一括申請

①②については，職場の有休取得時のルール（マナー）として，有休の申請を期間に余裕を持って出してもらうことを周知しておくことです．ここでのポイントは，ルールとして一方的に決めるのではなく，有休の取得は，シフトの希望を出す際などにスタッフ間で話し合って，お互いに気持ちよくとれるように調節してくださいというスタンスをとることです．

管理的立場にある方には，スタッフ間でバランスよく有休をとれているかどうかを定期的に確認することが求められるでしょう．

他の方法としては，計画的付与という制度があります．これは，ざっくり言えば病院があらかじめ指定する日に有休をとってもらう制度です（補足※1参照）．個々のスタッフの希望をシフトに反映させる余裕がないような場合に有効です．

③については，その病院の慣例となっている場合もあり，退職する際は有休の消化を踏まえた退職日の設定をするのが普通になっていれば，実務上あまり困ることはないでしょう．そういった慣例がない病院や急な退職で同時に有休申請を出された場合などは困ることになります．

有休の取得は労働者の権利であるため，これを完全に防ぐ方法はありませんが，病院のルールとして，退職時に引継ぎを行わないと懲戒の対象になりうることや自己都合の退職願いの提出時期は2ヵ月前にすることなどを規定し，周知しておくことで，少しでも防止できると思います（補足※2参照）．

そもそも，一括申請されて困るということは，退職時に未取得の有休が大量に残っているということです．これまでとれなかったという不満が一括申請につながっているとも言えますので，少しずつ取得できるような体制を整えることが大切でしょう．

有休に関しては，「とれるのが当たり前」という意識になってきています．また，看護師など人材確保が難しい職種では，有休をとりやすいという環境は採用やその後の定着に確実にプラスになります．否定的に考えず，管理職を含めたスタッフ全体で協力・工夫していくことが重要と思います．

（井上 博行）

7 労務管理を知る
勤務当日の急な休みの連絡, 許可しなければならない？

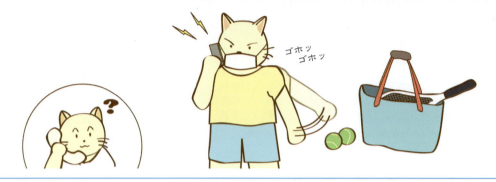

勤務当日急な休みの連絡, 許可しなければならないの？

勤務当日の急な休みを許可するかどうかは, その理由によると思います. **連絡方法などはしっかりと規定**しておき, 規律が保たれるようにしましょう.

ルールを明確にしておくことが大切

スタッフから勤務当日に休みの連絡が入ると, 人員に余裕のないことの多い看護現場では, 慌てて代替要員を確保したり, 足りないままで何とか対応せざるをえないなど, 相当な負担がかかります.

とはいえ, 人間誰しも急に体調を崩すこともありますし, 子育て世代が活躍しているなか, 子どもの体調不良などで, どうしても勤務当日に休まざるをえないという状況も発生するでしょう. そういった場合は, 休みを許可するのが常識的な対応と思いますが, あらかじめ許可する条件や連絡方法などのルールを明確にして周知しておくことが大切です.

勤務当日の休みを許可する条件

やむをえない事由によるものとなりますが, 一般的には, 本人あるいは見守りが必要な家族の体調不良や忌引きが該当するでしょう. やむをえないとはいえ, 勤務当日の休みは現場に与えるダメージが大きいため, 体調不良の場合は, たとえば病院で診察を受けたことがわかるものの提出 (子どもや家族の場合は状況説明), 忌引きの場合は喪主との関係や葬儀場の場所などの情報を後日報告することを原則としておきます. 疑いたくはないのですが, なかには本当はレジャーが理由であったということもないわけではないため, 休み〜事後報告の手続きはルール化しておくと安心です.

当日の連絡方法

当日の連絡方法についてもしっかりと定めておきます. 電話で連絡するのが基本ですが, 最近は携帯電話のメールやスマートフォンのメッセージアプリで連絡してくる例もあるようです. 特にメッセージアプリのなかには, 既読マークによって相手に伝わっていることが確認できるものがあり, スタッフ側としては使いやすいと感じるでしょう. 職場でそれを公式に認めているのであれば構いませんが, 急な連絡であることや例外的な措置をとることを考えると, 電話で直接連絡するように定めるのが普通でしょう.

急な休み連絡と対応の手順（例） 参考

急な休み連絡を上司にするのは，連絡する側も気がとがめるものです．また，受ける側もいつともなくかかってくる電話に落ち着かないこともあります．そこで，施設によって取り決めをしておくことが有効です．決めておけば，電話するスタッフはもちろん，受け手もストレスを最小限にすることができます．例として私の施設での取り決めを右に示します．

① 嫌な言葉は決して言わない．指導は後日（副師長が受ける場合も同様にお願い）．
② 当事者は7:30～8:00に電話（早朝に起こされる心配なし）．
③ その後，病棟に「師長に許可を貰ったので休む」と連絡．
④ 病棟リーダーは受け持ち患者を調整．難しい時は師長に相談（10年間で，この相談の電話がかかってきたのは1回のみ）
⑤ 出勤後，患者の重症度や看護師の配置に問題がないか確認

注：副師長（主任）が代行している場合，判断は委ね結果報告のみ受ける．アドバイスはするが文句は言わない．感謝を忘れない．

（濱本）

連絡先を所属長にするのか，部署にすれば誰でもよいのかは，職場の状況に応じて設定することですが，気軽に許可できる案件ではないため，所属長かそれに次ぐ責任者への連絡を原則にすると規律も保たれやすいと思います．

決めたルールは就業規則に盛り込み，周知します．いちばん良いのは，入職の際のガイダンスで説明しておくことです．

当日の休みを有給休暇にするかどうか

当日の休みは，原則として無給（欠勤控除）として扱いますが，理由を考慮して本来は事前申請が必要な有給休暇を特別に後日申請可にして処理している例も多いと思います．特に，ふだん有給休暇をあまり与えることのできない職場では「こういう時くらいは」とほぼ有休処理にしているかもしれません．

これは各職場の裁量でよいのですが，有休にするしないの基準をはっきりさせておくことが大切です．有休にしたりしなかったり，同じような理由でも人によって扱いが違うということになってしまっては不公平感が生じてしまいます．たとえば，同じ「体調不良」でも，病院受診のわかるものがあれば有休とするなどが方法として考えられます．

（井上 博行）

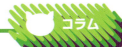 コラム

指導は書面で

当日連絡の欠勤や遅刻は，それが正当な理由であれば仕方がありませんが，明らかに故意によるものや職務怠慢であった場合，きちんと指導をしておくことが大切になります．そして指導の際は，書面で指導の記録を残しておくことがポイントです．たび重なる遅刻を理由に解雇したところ，指導の証拠がないということで解雇無効とされた判例もあるからです．

別に初めから解雇や訴訟などを想定するわけではありませんが，遅刻などに限らずどうしても懲戒処分を行わなければならなくなった場合，その有効性の有無で揉めることがあります．その際は，いくら何回も口頭で注意や指導をしたと主張しても，証拠がありません．懲戒処分の有効性が認められるためには，就業規則にそって適切に指導をしていることと，その証拠を残しておくことが必要です．

（井上）

7 労務管理を知る
休憩時間がとれなかったら？

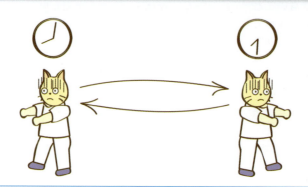

休憩時間がとれなかったら？

法律上，休憩時間は必ず与えなければなりません．予定していた時間に休憩がとれなかった場合は，**別の時間にとれるようにする**必要があります．

法的に定められている休憩

● 休憩時間
休憩時間は労働基準法により次のように定められています．

- 労働時間が**6時間を超える場合**：「45分」以上
- 労働時間が**8時間を超える場合**：「1時間」以上

つまり，**6時間超の労働をさせる場合は必ず休憩を与える必要があります**．

パートなどで勤務時間が6時間以下の場合は，法的には休憩を与える義務はありませんが，勤務時間帯によっては休憩時間を設定していることと思います．

また，2交替の夜勤などで16時間勤務の場合，法律上は1時間の休憩を与えればよいのですが，それでは身体的負担が大きいので，実際は（とれているかどうかは別として……）多めに休憩時間を設けていることが多いと思います．なお，日本看護協会のホームページにも，

> 16時間夜勤等の長時間勤務の場合，2～3時間の休憩時間の付与が望まれます

とあります．

● 休憩の原則
労働基準法に，

> 休憩時間を（労働者に）自由に利用させなければならない

と規定されています．よって，コール対応など何かの当番などがあるような場合は，休憩時間としてはみなされません．

仮眠は休憩時間になる？

夜勤では仮眠時間が設けられていることが多いと思います．この**仮眠時間を休憩時間と思っている人もいるかもしれませんが，正式な休憩時間としては認められないケースがほとんど**です．

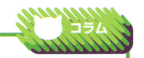

休憩とれない!? とらない!?

医療現場での休憩は，とる側の意識や臨床の緊急度にも左右されます．たとえば「先輩が休憩をとっていないから」「自分は仕事が遅いから」「患者のことが心配」そんな理由で休憩しないスタッフもいます．どうすればよいでしょうか？

① 「休憩は権利であり義務」「なんとか時間をみつけて休憩をとらなければならない」といった認識を育て，「キッチリ休む」風土をつくる
② 「休憩の確保はリーダー（師長代行）の責務」であることを周知させる
③ 全員が休憩できた時はリーダーをほめる
④ 休憩がとれなかった時は，リーダーが理由と休憩がとれなかった時間を師長に報告する

ところで，④があることは問題だと思われるかもしれませんが，医療においてはありえます．書類相手の仕事ではありませんので，患者の急変対応などスタッフの努力だけでは調整しきれない事態があるからです．④の報告を受けたらスタッフを労い，休憩を確保するための対策（応援体制など）を，管理者が中心となって検討します．

（濱本）

先に述べたように，休憩は労働者が自由に利用できる時間のことです．仮眠中であっても，コールや急変患者対応などに備えている状況であれば，自由に利用できる時間とは言えず，休憩時間にはなりません．よって完全に業務から解放されていない仮眠時間は労働時間ということになります（126ページの**「コラム」**も参照）．

ここは重要なところで，仮眠時間ではない「本当の休憩時間」がとれなかった際に「休憩をとらせることができなかったけど，仮眠時間があるし……」と安易に考えてはいけません．

休憩がとれなかった時の対応

休憩はとらせることが法律上の義務ですので，スタッフが予定していた時間にとれなかった時は，別の時間にとらせるしかありません．休憩をとれなかった時間は残業代を支払えば済むという話ではないのです．患者の状況によっては難しい日もあるかもしれませんが，定められた時間の休憩がとれない状況が慢性化しているようであれば，人員配置など早急に対策を考える必要があります．

また，休憩は「**労働時間の途中に**与えなければならない」という原則もあり，休憩がとれなかった分早めに帰ってもらうという対応は認められません．

休憩がとれないことのリスク

ここまではおもに法的な観点からお話ししてきましたが，休憩が満足にとれないということは，長時間労働や疲労の蓄積，判断力の低下などをもたらし，適切な看護業務の遂行が難しくなると思います．労働環境に対するスタッフの不満も高まり，離職の要因にもなりかねません．所定の休憩時間に休憩がとれなかった時，あるいはその日の業務内容から，とれそうもないことが先にわかっている場合は，他の時間に休憩できるようにするなど，柔軟に対応していきましょう．スタッフ同士でも声をかけあって調整できるとよいですね．

（井上 博行）

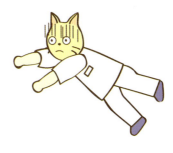

7 労務管理を知る
メンタル不調のスタッフには，どうかかわればよい？

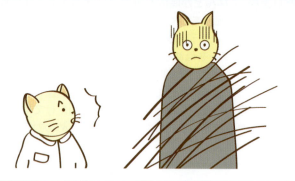

専門医の受診を勧め，**休職や健康保険の傷病手当金制度**などを活用しながら，**本人の体調回復，復帰への道筋**を考えていきましょう．

職場で急務のメンタルヘルス対策

本書をお読みの皆さんの所属病院の規模は，おそらく**ストレスチェック制度**の実施義務の対象（常時使用する労働者が50人以上の事業所）であるところがほとんどだと思います．ストレスチェック制度は2015年12月からスタートした制度ですが，それだけ国もメンタルヘルス対策に力を入れているということです．実際，読者の職場でもメンタル不調が原因で休職や退職をしているスタッフがいる確率はかなり高いのではないでしょうか．

ここでは，メンタル不調を抱えるスタッフに対応する際に重要な知識について解説します．

本人の様子を把握し，まずは専門医の受診を勧める

たびたび遅刻する，当日の朝に体調不良の連絡があって欠勤することが多い，単純なミスが多くなった，表情が暗くなった，本人からの訴えはないが明らかに体調が悪そう，など「もしかしたらメンタル不調では？」と思った，あるいは他のスタッフから報告を受けた場合，まずは本人と面談し，状態を把握することが重要です．そのうえで，必要に応じて専門医の受診を勧めてください．メンタル疾患に限ったことではないのですが，**まずは適切な診断と治療を受けてもらうことが第一歩**になります．

なお，法律の話をすると，労働契約法に「使用者は，労働契約に伴い，労働者がその生命，身体等の安全を確保しつつ労働することができるよう，必要な配慮をするものとする」と定められています．これを**安全配慮義務**と言いますが，これを怠って労働者が損害を被った場合，民事上の損害賠償責任を負うこともあります．たとえば，うつ病による自殺の原因が長時間残業やパワハラ，職場内でのいじめなどであった場合，安全配慮義務違反を問われる可能性はかなり高くなります．

休職制度と傷病手当金

● 休 職

メンタル疾患と確定した場合，主治医より「一定期間の労務不能」「自宅療養が必要」などの診断書が発行されると思います．こうした場合，その指示を無視してしまうと，前述の安全配慮義務違反を問われる可能性がありますので，休職などの対応をとることになります．

> **コラム**
>
> **メンタルヘルス対策で役立つサイト**
>
> 「働く人のメンタルヘルス・ポータルサイト『こころの耳』」というサイトがあります（http://kokoro.mhlw.go.jp）．これは，平成29年度の厚生労働省委託事業として一般社団法人日本産業カウンセラー協会が受託して開設しています．メンタルヘルスに関するさまざまな情報がわかりやすく掲載されており，電話やメール相談もできます．実際に対応で困っている時や，事前にメンタルヘルス対策の体制を整える際にも参考になるでしょう．
>
> （井上）

本文補足

※1
傷病手当金の支給条件は，事前に総務課などに確認をとってください．

休職に関しては，就業規則に条件や休職できる期間などの規定が定められています．どのような内容になっているか一度確認しておきましょう．特に，同じ理由での休職を繰り返す際に休職期間が通算されるのか，休職期間満了になった場合にどのような扱いになるのかは重要なところです．休職期間満了によって退職する際に，自然退職なのか解雇なのかで揉めることがあるからです．休職時にスタッフ本人にもしっかり説明しておくことが大切です．

● 傷病手当金

休職や退職の際，スタッフ本人にとって給与を受けられなくなることによる経済面での不安は相当大きいと思います．その経済的不安を軽減し，療養をサポートするのが傷病手当金です．これは，業務外の事由による病気やケガで仕事に就くことができず，給与の支払いがない時に，健康保険から給付を受けられる制度です．入院だけでなく，自宅療養の場合でも受けられます．細かな説明は省略しますが，**給料の2/3程度が最長1年6ヵ月間**支給されます．仮に休職期間満了などで退職になったとしても，健康保険の被保険者期間が1年以上あるなどの条件を満たせば，退職後も引き続き傷病手当金を受給できます（補足※1参照）．

該当スタッフが傷病手当金を受けられるのであれば利用してもらい，安心して治療に専念してもらいましょう．

復職に向けて

休職中のスタッフに対しては，定期的に連絡をとって状態を確認します．主治医が就労可能の判断をし，本人に復職の意欲があれば復職に向けて動き出します．復職の基準に関しても就業規則に規定されていますので，その内容にそって手続きをしていきます．病院の指定する医師の診断を受けることを要件としている場合もあります．

メンタル疾患では，いきなり通常の職務を行うのは難しいことが多いと思います．短時間勤務やお試し出勤（リハビリ勤務）などから始めていくこともありますが，その際は，給与や労災保険の適用の有無について，総務課などに確認をとり，本人に説明しておいてください．

実際に職場でメンタル疾患による休職者が出ると，人員の調整や完全出勤できるようになるまでの不安定な状態に，ついイライラしてしまうスタッフもいるかもしれません．スムーズな復職には周りのスタッフの理解と協力が欠かせません．本人のみならず，**スタッフの様子についてもよく確認し，積極的にコミュニケーション**をとっていくことが大切です．（井上 博行）

7 労務管理を知る
妊娠・出産・育児のあるスタッフに対して配慮すべきことは？

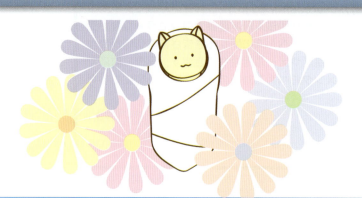

労働時間の規制や就業禁止期間，育児休業を取得する権利など，労働基準法や育児・介護休業法による法的な決まりがあります．よく理解して対応しましょう．

妊娠，出産したスタッフに適用されるもの

妊娠，出産したスタッフに対しては，労働基準法によっておもに次のような規制が適用されます．

● 産前（出産当日は産前になります）・産後

- 6週間（多胎妊娠の場合にあっては14週間）以内に出産する予定の女性が休業を請求した場合は，就業させてはならない（産前休業）
- 妊娠中の女性が請求した場合は，他の軽易な業務に転換させなければならない
- 妊娠中および産後1年未満の女性（以下妊産婦）からの請求があれば，時間外労働，休日労働をさせてはならない
- 妊産婦からの請求があれば，深夜業をさせてはならない
- 産後8週間を経過しない女性を就業させてはならない（産後休業）
  ただし，産後6週間を経過した場合で，本人が就業を希望し，かつ医師が支障ないと認めた業務に就かせることはできる
- 生後満1年に達しない生児を育てる女性は，1日2回おのおの少なくとも30分の育児時間を請求することができる

上記のポイントをかみくだいて説明すれば，休業に関しては，産前は「本人から休みの希望があれば」就業させてはならないのに対し，産後は，本人が勤務を希望したとしても一定期間は必ず就業禁止となります．深夜業とは午後10時から午前5時までの労働ですので，本人が希望すれば妊娠中，産後ともに夜勤の免除をする必要があります．産後の育児時間は，通常の所定休憩時間とは別に与える必要があります．なお，上記はすべて労働基準法に基づきますので，入職してすぐのスタッフが請求したとしても応じなければなりません．

育児中のスタッフに適用されるもの

育児中のスタッフには，育児・介護休業法によってさまざまな権利が与えられています．そのなかで特に重要なものについて説明します．なお，法律上の表現のままでは難しいため，お

> **コラム**
>
> **独身だって配慮して！**
>
> 以前，ベテランスタッフに言われたことがあります．「子どものことだと急に休める．希望だって他の人より多い．私は，勤務かわって休み譲って，損している気がする」と．なるほど，雇用者は調整するのが義務だとしても，現実問題として出産や育児の支援ができるのは独身スタッフの協力あってのことです．私は，彼らへの感謝の気持ちや，それに報いる支援が十分でなかったことを反省しました．
> 人の生き方や働き方はいろいろです．法律で決まっているいないにかかわらず，スタッフそれぞれが気持ちよく働き，心豊かに協力しあえる勤務調整をしたいと努力しています．
>
> （濱本）

本文補足

※1
平成29年10月1日以降は，育児休業期間を最長2歳まで再延長できるようになりました．

およその概要がわかる程度にまとめます．

● **1歳未満の子を養育するスタッフ**

育児休業：
申し出ることにより育児休業をすることができます（保育所に入所できないなどの事情があれば1歳6ヵ月まで延長可能；補足※1参照）．

● **3歳未満の子を養育するスタッフ**

所定外労働の制限：
申し出ることにより，所定労働時間外の勤務が免除になります．

所定労働時間の短縮：
申し出ることにより，1日の所定労働時間を6時間にできます（1日の所定労働時間が6時間以内の場合は除く）．

● **小学校就学前の子を養育するスタッフ**

子の看護休暇：
申し出ることにより，1年度において5日（養育する小学校就学前の子が2人以上の場合は，10日）を限度として，1日単位または半日単位で子の看護休暇を取得することができます．

時間外労働の制限：
申し出ることにより，1ヵ月について24時間，1年について150時間を超える時間外労働が免除になります

深夜業の制限：
申し出ることにより，午後10時から午前5時までの間の勤務が免除になります．

上記についてスタッフから申し出があった場合，原則として拒むことはできません．ただし，「入職1年未満の職員からの申し出は拒むことができる」などの労使協定を締結している場合など例外もあります．通常は，病院の就業規則や育児介護休業規程などに記載されていますので，一度確認してみてください．当事者のスタッフのほうが，さまざまな制度をよく調べて知っていることも多いですので，急な申請にも慌てず対応できるようにしておきたいものです．

職場における子育て支援は，国が力を入れて取り組んでおり，法律も労働者にとって手厚い内容に改正されています．制限が多くて管理が大変と思われるかもしれませんが，子育て中のスタッフが安心して働ける職場は，必ずや人材の確保や定着につながると思いますので，制度をよく理解して対応していきましょう．

（井上 博行）

III

失敗から学ぶ, マネジメントを成功に導くためのヒント

ヒント① 「病棟の○○を変えたい！」──抵抗するスタッフへの対応

症例

主任になって，新たな部署へ異動となりました．新しい部署では「清潔不潔の区別が不明瞭」「物品管理が不十分」など，問題が山積．さっそく改善に乗り出したのですが，「物品の場所を変えると仕事がしにくい」「毎日残業で忙しいのに仕事を増やさないで」など，猛烈な抵抗に自信喪失．そこで，導入の仕方をもう一度見直しました（図1）．

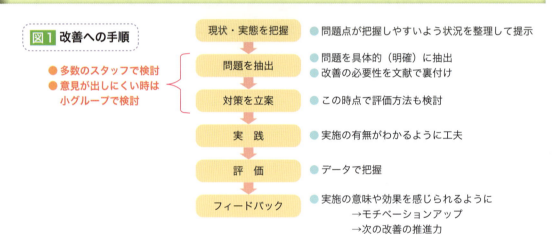

図1 改善への手順

- 多数のスタッフで検討
- 意見が出しにくい時は小グループで検討

「問題」を感じている？

「私が感じた問題を，スタッフも感じているのか」その確認を怠ったことが失敗の大きな要因でした．これまでのやり方を一方的に変えるということは，「まちがっている」という否定的な印象を強くし，スタッフ自身が「否定された」と感じたに違いありません（実際，提案を否定された私も，主任として否定されたような気がして落ち込みました）．

そこで現状を明確にしたうえで「洗浄室の物品配置について」と，テーマだけを提示して，自由に意見を述べてもらいました．意見が出やすいよう，小グループで話し合い発表してもらいました．また，スタッフの疑問に答えられるよう，CDCガイドラインや感染マニュアルなどを準備しました．

討議の結果「手洗いの水が消毒後の物品に飛んで汚い」「乾燥エリアが狭く，十分に乾燥できていない」など多くの問題が抽出されました．

対策はみんなで決める

対策を検討する際には，なるべく皆が参画したほうが受け入れやすく浸透しやすいと言われています．指示されたことには抵抗があっても，自ら考えて出した答えであれば意欲

的に取り組むこともできます．

　検討の結果，洗浄室は清潔と不潔区域を明確にする配置換えだけでなく，確実な消毒を行うためリーダーが各勤務2回確認することなど，予想以上に細かい対策が実施されることとなりました．

　同様に，物品管理についても，確認する物品を夜勤と日勤で分け，それぞれが責任を持って実施することや，担当者を決め1回/6ヵ月，主任と物品の種類や量を再評価することが決まりました．

　討議の際にスタッフの負担について確認したところ「物品が整理されていないほうが負担であり，患者に不利益である」などの意見が出され，物品管理も自分たちの役割であると認識したようでした．また，皆で検討することで，否定的な一部の意見に流されることなく，対策を立てることができました．

生きた対策を立てるために

　対策を立てる時に押さえるポイントは2つあります．

> ① 実施可能な具体的な対策を講じる
> ② 確実に実施するため，「やった」「やらない」がわかるようなシステムをつくる（実施の見える化）

　今回も，このポイントを押さえて対策を立て，そして実施しました．

評価とフィードバック

　新たな試みは，必ず評価が必要です．適切な対策であることを評価し修正することもそうですが，スタッフが提案した対策にどれほど意味があったのかを，ポジティブに返す機会になるからです．成功体験は，スタッフの満足度を高め，次の業務改善への推進力となります．

　今回の試みでは，スタッフへのアンケート調査を実施しましたが，長く違和感を抱いていた「消毒済み物品への水はね」などの問題が解消され，概ね満足という結果でした．また物品管理については，物品の場所や在庫を見直したことで「探すことが少なくなった」「在庫が減り確認が楽になった」などの意見がありました．実際，溢れるほどの在庫は一掃されることとなりました．

変革に抵抗はつきもの

　どれほど丁寧に事を進めても，抵抗は必ずあります．反発され非難されれば落ち込みもしますが，「変革に抵抗はつきもの」そう割り切って，多少の抵抗があっても推進力を高める努力を続け，改善をあきらめない強い意志を持ちましょう．

　また，抵抗に対しては否定的な感情を持たず「変革の必要性の説明」「不安の軽減」「効果の実感」など，抵抗を弱める対応を続けることも大切です．

（濱本 実也）

昨日まで同僚，今日から上司！ため口で話してくるスタッフへの対応は？

ヒント②

症例

昇格して異動となった部署に，昔一緒に働いていた同僚が．年上のそのスタッフは，皆が役職で呼ぶなか「○○ちゃん」と名前を呼び，「これやっといてよ」など常にため口でしたが，関係性が悪くなるのが心配で注意できませんでした．また，「もう辞めたい」「□さん問題あると思う」などの発言を，どこまで主任として受け止めればよいのかわからなくなりました．そこで部長に相談したところ，いくつかの対応策を提案してくれました（表1）．

表1 対応のポイント

対応のポイント	注意点
第三者から注意	第三者が客観的に問題を確認できる場合
指導は両者に	二人が同じ認識を持つように，また，指導を受けたのが一方だけではないことがわかるように，できれば揃って指導
自分（上司のほう）に，より厳しく	師長とは事前に話をしておく
立場を明らかにして聞く・伝える	対応に困った時は，友人への「愚痴」なのか，上司への「報告・相談」なのか確認し，適した対応をとる

客観的に問題のある事象は，第三者から

当事者は，自分のことなので注意がしにくいものです．他人の目から見て評価できるものであれば，他人（第三者）から軽く指摘するだけでも改善することがあります．この場合は，役職者に対する態度ですので，師長から伝えて頂きました．

指導は両者に

軽く「気づいた」程度の言い方であれば，スタッフ側だけに声をかけても問題ないかもしれませんが，「注意・指導」となると両方同時に行うほうが誤解も少なく円滑です．また，それ以後，「また師長に注意されるよ」と，互いに声を掛け合うこともできます．

自分（上司）に厳しく

この場合は，私とスタッフの双方を呼び，「あなたたち，職場で友達のように話をしていますが，言葉遣いに気をつけなさい．特に主任は，上司になるのですから自分の立場を

しっかりわきまえて対応しなさい」など，どちらかというと自分のほうを厳しく指導して頂くのが効果的です（もちろん，事前に師長とは話をしておきます．でなければ，心が砕けます）．

立場を明らかにして聞く・伝える

「もう辞めたい」と友人に言われたら，何があったのか友人寄りに話を聞き，愚痴も肯定的に聞き，何があっても友人の味方という態度を示すと思います（よほど，注意すべき内容でなければ）．一方，上司として聞けば具体的な問題の把握と，必要であれば解決に乗り出すことになります．

もし，どちらか判断せずに，さらに上司に「〇〇さんから辞めたいと相談があった」ことを話せば，上司は大事として確認し，話した友人は「愚痴を言ったら大変なことになった」とあなたを恨むこともあります．何でも師長に報告されるようでは，うかうか愚痴も言えません．立場を明らかにすることは，（特に対応に困るような話の場合には）お互いのために必要だと言えます．

（濱本 実也）

ヒント③ 動いてくれない，モチベーションの低いスタッフを「動かす！」

症例

7年目の看護師，仕事は普通にはこなすことができます．ただ，これといってやりたいこともない様子で，部署内の研修などもできるだけ参加しないようにしています．面接でも「やる気が起きない，目標は特にない」と答えていました．後輩たちが積極的に勉強したり，研修に行っているのをみても，なんとも思わないと．管理者との関係は良くも悪くもなく，話しかければ話すが，自分からあまり話してくる様子はありません．管理者から見ていても，後輩にあたる他のスタッフに比べてやる気がない様子が目についていました．

そこで，本人の面接を再度行うこととしました．中堅であるのでその役割を果たす必要があること，後輩たちに負けないように頑張る必要があることを話しました．その時には，「はい」と聞いていましたが，それ以降，「もうやめたい，何を言ってもわかってくれない」とほかのスタッフに話しているのを耳にしました．

どうすればよかったか

　組織は，いわゆる「やる気のある」スタッフのみで構成されることはほとんどないと言っても過言ではありません．

　本人が言う「やる気がない」は，「後輩と比較して」仕事のなかの何かに打ち込めることやそれに向かうための研修や学会などに参加するような「やる気」がないというだけであって，仕事はこなせていることからわかるように，決して仕事自体にやる気がないわけではありません．仕事を一人でこなせるようになった年代は，目の前のことをこなさなければならない若手と違って明確な課題が見えにくくなりがちです．そのような状況で，「やる気のある」他のスタッフ（特に後輩であればなおさら）をみると自分はやる気がないと思ってしまうことがあります．そんな時に「やる気を出せ」と発破をかけられても，やる気がない自分に直面させられるだけです．

　このケースのまずいポイントは，管理者が「やる気」を無理に作ろうとしてしまっている点です．やる気は簡単につくることができません．誰にでも目標が見えない時期はあります．特に仕事を普通にこなせるケースでは，本人なりのやる気は必ずどこかにあります．それが見つかるまで焦らず，他人と比較せず，待つ姿勢が対応として重要です．

（卯野木 健）

スタッフ間の揉めごと，どう対応すればいいの？ 年齢が高い新人，自信過剰なスタッフ

症例

「突然無視する」ということを繰り返すスタッフがいました．無視されたほうは，何がきっかけなのかまったく理由がわからないまま無視され続けます．プライベートや休憩時間はあからさまに話しかけず，仕事中は「あ，それはやらなくていいから」「そこのケアには入らなくて大丈夫です」という態度です．

高圧的なスタッフの存在

　病棟で「お局様」とまではいかなくても，自分より部署での経験の浅いスタッフに対して高圧的な態度をとるスタッフがいます．そしてやっかいなことに，このようなスタッフは自分より経験のあるスタッフや，管理者（師長や副師長，主任など）にはいわゆる「イイ顔」をするので，管理者が気づくまで時間がかかります．事例のような状況では，スタッフ間のコミュニケーションがとれなくなり，安全な看護が提供できなくなるため，対応が必要となります．

問題を把握したあとの対応

　このようなケースは，スタッフからの相談で気づくことが多いのですが，標的となっているスタッフ達の辛いことを受けとめたうえで，どのように対応するかを相談し，必要ならば当面のあいだ勤務調整を行います．そして，問題行動をしているスタッフには，すみやかに面談を行い，最近の働き方で気になることがあることを自分が気づいたこととして伝えます．じつは問題行動をとるスタッフにも悩みや考えがあることが多く，その問題を共に解決するために話し合うのです．そしてスタッフ自身のリフレクションを促し，自身で行動を変えるきっかけをつかんでもらいます．他人がその行動を非難しても何の解決にもならず，問題行動をしているスタッフの態度を硬化させてしまうこともあります．

　面談をリフレクションの場として活用し，スタッフ自身の行動変容を促していくという関わりは，年齢が高い新人や自信過剰なスタッフへの対応としても応用できます．具体的な方法としてはナラティブを持参してきてもらい，そこから何にこだわって看護をしているのかを共有し，自分が目指す看護に近づくためにはどう行動していくのかを，共に考えていきます．具体的にどのように行動するかを，スタッフが自分自身の気づきだと感じられることが理想です．

（吹田 奈津子）

ヒント⑤ 「師長が全然わかってない！ 守ってくれない！」師長への不満をぶつける部下，どう指導すればよい？ 師長との板挟みで，胃が痛い

症例

春に師長が異動となり，これまで忙しいと断っていた緊急入院を，どんなに忙しくても受けるよう方針が変わりました．あまりの忙しさに「他の病棟も空いているのに，どうしてこの病棟ばかり」「もう入院はとれません」とスタッフが不満の声をあげましたが，師長は「それがあなたの仕事でしょう」と一喝．「師長がわかってくれない，守ってくれない」と，スタッフは私に訴えました．スタッフの気持ちもわかりますが，頑張っている師長の姿も見ています．入院を断り続けていたこれまでのやり方をよいと思っていなかった私は，対応に悩み部長へ相談しました．当初，スタッフへの指導を考えていましたが，師長側にも改善の余地があると考え，以下のアプローチを行いました（図1）．

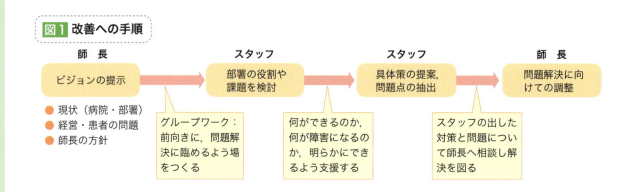

図1 改善への手順

ビジョンの提示

　　師長がビジョンをスタッフに示していないことが，スタッフが病棟運営を理解できない原因の一つだと考えました．私自身，師長の考えやビジョンについて聞いたことがありませんでしたので，プレゼンテーションをお願いしました．
　　師長はスタッフの反発を感じていたこともあり，臨時カンファレンスを開き対応してくれました．カンファレンスでは，病院の経営の問題，入院患者を容易に断ることで発生していた患者の問題，そして師長の看護観や解決に向けての方針などが，広く伝えられました．反発を感じていた中堅の看護師たちは，師長の考えや問題点などを知り，状況の理解はしたようでしたが，忙しいことへの不満から「気持ちがついていかない」という様子でした．

部署の役割や課題の検討

　師長が提示した問題のなかで,「緊急入院を専門部署が引き受けないことによる患者への影響」について,後日スタッフを集めてグループワークを行いました.

　スタッフは高い知識や技術,ケアへの自信を持っていたこともあり「自分の病棟（専門病棟）のスキルの高さ」「専門外病棟での急変のリスク」などの問題が挙げられました.最終的には「重症な患者ほど専門病棟でみるべきだ」という意見で一致しました.一方で,業務の忙しさについて師長が対応してくれないという不満から,「今の状況では無理だ」という声は残りました.

スタッフの負担軽減

　臨時カンファレンスを経て,スタッフは師長の方針を理解し「重症患者を積極的に受けたい」という思いと,「忙しすぎて余裕がない」という現状に,ジレンマを感じていることを,師長へ相談しました.師長は,問題解決に前向きに臨もうとするスタッフの意見に理解を示し,軽症の予定患者を他病棟へ依頼し,緊急あるいは重症患者を中心に病棟を運営する方針を決め,看護部との調整を行いました.その結果,軽症の患者が減ったことで,緊急入院を受けても病棟の占床率は他病棟と同等か少なめという状況になりました.

　スタッフは「患者数が減り負担が軽減した」と感じるとともに,「他病棟では看られない重症患者を看護している」という自信ややりがいを感じるようになりました.また,医師は「緊急や重症患者が専門病棟に入る安心感」を,他病棟は「緊急入院や重症患者を受ける割合が減るというメリット」を感じているとのことでした.

考えが受け入れられる＝理解＋信頼

　この経験で学んだことは,ビジョンなどをスタッフに伝えることの必要性と,スタッフを巻き込んで検討することの重要性です.もし,師長が「重症患者を中心に入院を受ける」と伝えたとしたら,スタッフは納得しなかったかもしれません.自分たちで考え導いた答えだったからこそ,満足に結びついたのでしょうし,提案を受け入れられたことで理解され信頼されていると感じたのだと思います.

意見の違いを無理に調整しない

　当初,スタッフをどう指導すればよいのか悩んでいました.主任として,意見を調整しなければと意気込んでいましたし,業務命令なのだからスタッフを指導すべきだと偏った考えも持っていました.しかし,人間ですから意見が違うことなんて当たり前ですし,立場が違えば意見は違うものです.主任だからといって,意見や感情を無理にまとめようとする必要はないのだと気づきました.もし,今回と同じ対応で不満が残ったとしても,「立場も違うのだから,言い分が違うのはあたりまえ」そう考えて受け止める姿勢が大事だと思います.

（濱本　実也）

「伝えた」のに「聞いていない」というスタッフ．情報伝達はどうする？

症例

卒後2年目の院内研修で，教育委員会へケーススタディを○月○日まで（本日から1ヵ月後）に提出するよう案内が来ていました．そこで，主任AはスタッフBにケーススタディの提出が○月○日だから，提出前に事前に確認するので，提出期限の1週間前までに主任Aに提出するように伝えました．

しかし，○月○日の1週間前になっても提出してきません．そこで，主任AはスタッフBに，「ケーススタディの提出を今日までと伝えていたけど，どうなりましたか？」と確認すると「そんなこと聞いていません」と返答されました．

【まちがった対応】
「この前，『提出前に目を通して確認するから事前に出して』って，言ったよね」
「一度言えばわかるよね」

その対応がどうしていけなかったのか

「伝えた」のに「聞いていない」ということは，スタッフBに話が確実に伝わってなかったということです．それを，主任Aは威圧的に，「この前，言ったよね」「一度言ったらわかるよね」とスタッフBだけが悪いように責め立てるような対応しています．「一度言えばわかるよね」という気持ちになるのもわかりますが，このような考え方は，スタッフBも持っています．「言った」「言わない」という水掛け論になってしまい，感情的になるだけで，責任をスタッフBだけに押し付ける結果になり，不信感をまねいてしまいます．

主任Aは，スタッフBに「伝えた」だけであって「伝わった」ことにはならないということです．

まず，聞くだけでは相手の話の半分しか聞こえていないということを理解することが重要です．主任Aの話をきっかけに，自分の思考に向いて「事例はどうしよう」などと自分の世界に入り込んで，相手の話の重要部分を聞き逃しているかもしれません．また，2つのことを並列に言うとわかりづらいということもあります．ここでは，「教育委員会への提出は○月○日」と「主任Aへの提出はその1週間前」ということが挙げられます．

そのために「伝えた」「聞いてない」といったトラブルにつながり，互いに相手への不信感を生むことになります．

「伝える」とは，相手に情報を伝達する行為ですので，伝える側は相手に何を伝え，何を理解してもらいたいのか，さらには相手が行動を起こすように意図的に関わらなければ

なりません．

　伝えられる側は，何を伝えられ，何を理解させようとしているのかがわからないわけですから，「伝えた」のに「聞いていない」というのは，伝える側の責任でもあります．

どうしたらよかったのか

　この時点での対応は，威圧的に責任をスタッフ B に押し付けるのではなく，どこまで理解して伝わっていたのかを確認することです．そして，いつまでになら提出できるかを確認し，共通認識を持って行動してもらうように働きかけることが重要です．

　「聞いてない」と言われる前に，次の 2 点を確実に行っていれば，このようなトラブルを防ぐことができたと思われます．

> ① 大事なことについては，何度でも伝える
> 　● 相手が知りたいこと，知るべきことを明確にしておくこと
> 　● 主旨を簡潔明瞭に自分の言葉で伝える（何が幹で何が枝か）
> 　● 補助手段を使う
> 　● 相手の理解の程度を確認しながら話を進める
> 　● 質問を促す
>
> ② 伝えたことが理解できているか確認する

　「たぶん大丈夫」「伝わったはずだ」と伝える側は思い込まず，伝えた後に必ず確認するようにします．確認する時に気をつけたいのは，相手を不快な思いにさせないように威圧的な言い方や曖昧な表現を使わないことが重要です．

　たとえば，「準備はちゃんとやっておいてね」と念を押したとします．しかし，伝えた側の「ちゃんと」と受け取り側の「ちゃんと」には，とらえ方の違いや解釈の違いがよく生じます．

　それを防ぐためには，何を，いつまでに，どのくらい（数量や程度）準備しておくべきかなど，具体的な確認が必要です．

（山本 明美）

ヒント⑦ 不信感!?
毎日苦情や不満を訴える家族への対応

症例

患者A氏は，緊急手術が必要となり，当院に入院しました．しかし，術後の経過が思わしくなく，入院から1ヵ月が経過．A氏の家族は術後毎日病室を訪れ，12時間以上病室に滞在し，患者の傍にいます．最近は，担当する看護師の行動を常に見ており，気になることがあるとメモを取るようになりました．「こんなはずじゃなかった」「早く家に帰してあげたい」「いつも辛そうにしているから心配で家に帰っても何も手につかない」「あの看護師が患者を担当すると必ず具合が悪くなる」「自分が見ていないとちゃんと患者を看護してもらえない」と話します．

病棟はA氏以外にも重症患者が多く，ベテラン看護師だけが毎日A氏を担当することはできず，2～3年目看護師が担当することが多く，慣れない重症患者のA氏や家族の対応に困惑し，さらに緊張感が増し，パフォーマンスが落ちてしまうという悪循環を繰り返しています．

家族の心理

この時の患者家族の心理状態は，どのようになっているか想像してみましょう．

- 1日でも早く患者に元気になってほしい
- 丁寧に患者を看てほしい
- いつも能力の高い看護師が患者を担当してほしい
- 回復しない本当の理由を，医療者は自分たちに話していないのではないか
- 大きな不安から通常の日常生活を送ることができない

以上のような心理状態にある家族に必要なのは，"信頼関係の構築"と"正しい情報"の提供です．

信頼関係の構築には，私たちの思いを理解してもらえるようなアプローチが必要です．「私たち医療者もA氏が一日も早く回復してほしいと願っている」「医療者として最善を尽くしている」ことや「A氏には家族の支援が必要であるから，無理はしないでほしい」「私たちは家族のことも心配している」という思いを持っていることをきちんと伝えられるとよいでしょう．また，どの勤務でも看護の統一性を図り，一貫した態度とすべての看護師が正しくタイムリーな情報をもとにしかるべき行動をとることができるようにしなければなりません．

対 応

- 患者に関わるスタッフは，A氏の家族に関する情報を得ておきます（不安の程度や何に対する不安が多いか，家族内での理解に相違はないかなど）．
- A氏を担当する看護師は，A氏の身体的・精神的状態を把握しておきます（今後の見通しも含めて）．
- あやふやな態度をとらないことも重要です．質問に対して「どうなんでしょうねぇ」「私にはわからないですねぇ」などと返事をしてはいけません．
- 定期的に医師から病状の説明をするよう依頼します（A氏の病状を正しく理解できるようにする．また，看護師からも理解の確認を行う）．
- すべての行動に対しての理由を述べます．
- 担当する看護師の経験年数によっては，サポート体制を整えます(任せっきりにしない)．
- 多職種（臨床心理士など）と連携して，上記の対応を行います．

（八木橋智子）

まとまりのないチーム！どうすればまとまるの？

症例

Z病棟は，看護師30名を3つのチームに分けて1年間固定メンバーでチーム活動を行っています．そのうちの一つのYチームは，リーダー2年目のXさんが9名のメンバーを取りまとめています．

Xさんは日ごろからメンバーに対して，「私の言うようにやればいい」「どうして私の言った通りにしないの？」と自分の考えをメンバーに押し付けてしまっていました．メンバーはリーダーのXさんに徐々に不満を持つようになり，「言う通りにやるしかない」「どうせ自分の考えは聞いてもらえない」と思うようになり，半年が経過してしまいました．サブリーダーのWさんはXさんにメンバーの意見を聞くよう提案をすべきだとわかっていましたが関係性が悪くなることをおそれて言い出せず，「仕方ないよ」とメンバーに諦めるよう話していました．また，今年から新人看護師のサポートナースをしているVさんはどうしたら新人看護師のやる気を引き出すことができるのか悩んでいましたが，誰にも相談できないでいました．結局，チームの目標は3割程度しか達成できておらず，個々のメンバーのモチベーションは上がらない状況が続きました．

チームがまとまらない原因

チームがまとまらない要因には，どのような点が挙げられるでしょう．

- リーダーのXさんが独裁者
- メンバーが意見を出しあえない
- 問題提起ができる雰囲気にない
- サポート体制がない（師長・主任は状況を知っているが見ぬふり？）
- リーダーXさんがリーダーとは何かが理解できていない
- サブリーダーとリーダーがチーム運営についてディスカッションできていない

これらが原因となり，チームの一体感を低下させ，個々のメンバーのパフォーマンスを落としてしまっています．どうしたらまとまるのでしょうか……

もっとも避けなければならないことは，教育（またはサポート）を必要としているメンバーに対して適した支援が行われなくなってしまうことや，患者へ最善の看護提供が阻害

されることです．そのための対応をしつつ，チームとしての機能を取り戻さなければなりません．

　リーダーであるXさんが自分の役割を理解できるようにすることが急務ですが，自分の考えやリーダーシップに誤りがあると感じていないXさんを変えていくことは簡単なことではありません．まずは，チームの目標が達成できていない理由とそのためにリーダーが何をすべきかを自覚できるようなアクションを起こすことが必要です．

　また，リーダーだけでなく，メンバー全員で今後の方針を定められるようチーム会の様子やディスカッションの内容を把握することが必要となります．日ごろから副師長の前では強い意見を出さないため，副師長もチーム会に参加することでチームメンバーの意見を取り入れやすくなる可能性が高いです．

対応策

- リーダーXさんは，チーム運営についてどのように考えているのか確認します．
- チーム目標をメンバー全員が意識するにはどうしたらよいのか，チーム内で考えてもらいます．
- サブリーダーWさんはメンバーの考えを引き出し，なるべくXさんと共有します．
- メンバー全員でディスカッションできる場を設定します（副師長も参加します）．
- メンバー内の役割（サポートナースなど）のなかで，サポート体制を構築するよう提案します．
- チーム内で決定したことは，リーダーであっても無断で変更しない約束にします．
- 定期的にチーム内で決めたことが遂行できているか確認します．
- 困った時には副師長や師長へ相談することを，リーダーやサブリーダーに伝えます．

（八木橋智子）

スタッフだけで対応できるのに，気軽に主任に仕事を依頼するスタッフ．どう対応すればよい？

症例

主任Aは憤っていました．スタッフ（部下）だけでも十分対応できるはずの事柄でも，なんでも自分に押し付けられると．たとえば……ということで以下のような例を挙げてきました．

- スタッフ指導を実地指導者などがいるにもかかわらず，係長や主任に任せる
- 家族の対応など，受け持ち看護師でできる内容でも主任に任せようとする
- 急な検査が入り，リハビリテーションの時間の調整が必要になったので，その連絡を主任に任せる
- 故障した物品を，主任にそのままわたし，その後のことを任せる

本当の問題は？

　どれも主任がしてもスタッフがしてもよいようなことで，主任が「私の仕事ではない」と強く言えない事例です．そのため，「気軽に仕事を依頼されている」と憤慨してしまうことがあるのかもしれません．しかしよく考えると，これらの場面には共通することがあります．どれもスタッフが自分だけで対応するには，ちょっとした気がかりやとまどいが生じやすい場面であるということです．たとえば，新人指導の場面なら，「実地指導者が指導になんとなく困難感を抱いている」「私より主任のほうがきちんと教えられるのでは」とか，「家族対応でうまく説明しなければならないことがある」「他部門との調整に自信がない」「修理を依頼する方法がよくわからない」……などさまざまなことが考えられます．
　主任は「気軽に仕事を依頼されている」と憤慨する前に，「ちょっとした気がかりがあるけど，自分で対応できるように主任に後押ししてほしいのではないか」と考えてみてください．主任自身が依頼されたことをする前に一度，「スタッフが対応するのに気がかりなことは何なのか」「どこを解決したら（後押ししたら），スタッフ自身で対応できるか」考えたうえで，どちらが行うのがよいのかを考えるとよいと思います．
　これらのちょっとした気がかりを解決しながらスタッフ自身が対応していくことは，スタッフの自信になり成長にもつながります．このような考えのうえで，スタッフに仕事をしてもらうことで，「どちらがしてもよい仕事」ではなくなるのです．

（吹田 奈津子）

索　引

記号・数字・英字

- αエラー ● 114
- 2要因理論 ● 67
- 36（サブロク）協定　125
- 70/20/10の公式 ● 98
- Ai ● 56
- ANOVA ● 115
- EBM ● 74
- I-SBAR-C ● 16
- OFF-JT ● 94
- OJT ● 94
- p値 ● 114
- PDCAサイクル ● 27, 64
- PM理論 ● 81
- QI ● 74
- SL理論 ● 67, 82
- SNSへの漏洩 ● 60
- SOARモデル ● 80
- SWOT分析 ● 23, 25
- t検定 ● 115
- ToDoリスト ● 70
- VTRモデル ● 80
- X理論とY理論 ● 66

あ

- アクシデント ● 38
- アサーティブ ● 21
- 安全配慮義務 ● 134

い

- 言いにくいことを伝えるポイント ● 99
- 育児中のスタッフ ● 136
- 医師との連絡・調整 ● 20
- 意欲（動機）の維持 ● 88
- 医療安全管理者 ● 38
- 医療安全管理部門 ● 38
- 医療事故 ● 38
- 医療事故調査・支援センター ● 53
- 医療事故調査制度 ● 52
- 医療事故発生時の記録 ● 54
- 医療の質の評価 ● 74
- インシデント ● 38
- インタビュー ● 40
- インフォームド・コンセント ● 116

う

- ウィルコクスンの検定 ● 115

か

- カイ二乗検定 ● 115
- 外来との連絡・調整 ● 21
- カウンセリング ● 102
- 家族への説明 ● 39, 54
- 家族への漏洩 ● 60
- 学会発表 ● 118
- 過労死ライン ● 126
- 看護課題 ● 108
- 患者カンファレンス ● 10
- 患者ラウンド ● 18
- カンファレンス ● 10
- 管理サイクル ● 64

き

- 技術の習得 ● 96
- 基準時間 ● 54
- 規制的変化サイクル ● 72
- 期待説 ● 66
- キャリア ● 90
- キャリアアンカー ● 92
- キャリア開発 ● 90
- キャリアディベロップメント ● 90
- キャリアデザイン ● 92
- キャリアパス ● 90
- 休憩時間 ● 132
- 休憩の原則 ● 132
- 休職制度 ● 134
- 競合的アプローチ ● 76
- 協調的アプローチ ● 76
- 共有型リーダーシップ ● 80, 83
- 緊急度 ● 71
- 勤務調整 ● 12
- 勤務当日の休み ● 130
- 勤務表 ● 12

く

- クオリティ・インディケータ ● 74
- 苦情 ● 47
- クリニカルラダー ● 28
- クロス分析 ● 23, 25
- 群間の差 ● 113

け

- 経験学習 ● 106
- 経時記録 ● 54
- 傾聴 ● 103
- 研究計画 ● 110
- 研究計画書 ● 116

研究手法 ● 110
研究テーマ ● 108
研究デザイン ● 110
原則立脚型アプローチ ● 76
検定 ● 115
現場保全 ● 53

こ
交渉 ● 76
交渉の準備 ● 77
交渉のテクニック ● 77
コーチング ● 102
個人情報保護法 ● 58
個人情報漏洩 ● 58
個人目標 ● 28
困ったスタッフ・状況 ● 36
コメディカルとの連絡・調整 ● 20
根拠に基づいた医療 ● 74
コンティンジェンシー・アプローチ ● 82

さ
参画的変化サイクル ● 72

し
時間外手当 ● 124
時季変更権 ● 128
事実確認 ● 40
師長代行 ● 14
師長不在 ● 42
師長不在時 ● 12, 14
死亡時画像診断 ● 56
重要度 ● 71
出産したスタッフ ● 136
小管理 ● 14
状況即応モデル ● 82
状況対応リーダーシップ・モデル ● 67
状況対応論 ● 82
上司のマネジメント ● 85
傷病手当金 ● 135

す
スケジューリング ● 70
スタッフ指導 ● 98
スタッフ面接 ● 34
ストレスチェック制度 ● 134
ストレスマネジメント ● 122

せ
成果指標 ● 29
正規分布 ● 112
セオリーオブチェンジ ● 72
セキュリティ ● 117
セルフイメージ ● 92
戦略マップ ● 23, 25

そ
組織化 ● 24

た
退院調整 ● 21
代表値 ● 112
タイムマネジメント ● 70
多職種連携チーム ● 20

ち
中央値 ● 112, 115

つ
伝え方のコツ ● 4

て
データの取り方 ● 116

と
動機づけモデル ● 66
動機づけ理論 ● 66
盗難 ● 42
特性論 ● 81

に
妊娠したスタッフ ● 136
認知行動療法 ● 122

の
能力開発 ● 94
ノンパラメトリック ● 112

は
パーセンタイル値 ● 113
ハーバード型アプローチ ● 76
発生率 ● 115
パフォーマンス・メンテナンス理論 ● 81
ハプニング対応 ● 71
ばらつき ● 113
パラメトリック ● 112

ひ
標準偏差 ● 113
病棟環境ラウンド ● 19
病棟カンファレンス ● 26
病棟ラウンド ● 18
病理解剖 ● 56

ふ

ファシリテーション ● 106
フィードバックのタイミング
　● 97
フィッシャーの正確確率検定
　● 115
フォロワー（部下）の
　レディネス ● 68
部下を迎える ● 6
復職 ● 135
部署会議 ● 26
部署目標 ● 22, 26
プレテスト ● 116
ブロッキング ● 105
分散分析 ● 115

へ

平均値 ● 112, 115
ペーシング ● 103
変革的リーダーシップ理論
　● 82
変革プロセス ● 72
変革理論 ● 72
変形労働時間制 ● 124

ほ

報告の優先順位 ● 16
法定労働時間 ● 124
暴力 ● 44
ポジティブ変換 ● 104

ま

マネジメントスキル ● 62
マネジメントの準備 ● 8
マネジメントの定義 ● 2
マネジメントラダー ● 62
マネジリアル・グリッド ● 81
マンホイットニーのU検定
　● 115

み

ミーティング ● 10
ミラーリング ● 103

め

面接前の準備 ● 34
メンタルサポート ● 120
メンタルヘルス対策
　● 121, 134
メンバーのまとめ方 ● 88

も

申し送り ● 10
目標管理 ● 22
目標値 ● 29
モチベーション ● 100
モチベーションを保つ ● 116

ゆ

有害事象 ● 38

有給休暇 ● 128

り

リーダーシップ ● 78
リーダーシップスキル ● 86
リーダーシップ・スタイル
　● 68
リーダーシップ・パターン
　● 67
リーダーシッププロセス ● 80
リーダーシップモデル ● 80
リーダーシップ理論 ● 81
リーダーに必要なスキル ● 79
リソースナース ● 20
リフレクション ● 10, 106
リフレクティブサイクル ● 106

る

類型論 ● 81

れ

レディネスに応じた
　スタイルの選択 ● 69

ろ

労働基準法 ● 125
労働時間 ● 124
論文発表 ● 119

編著者略歴

濱本 実也（はまもと みや）

公立陶生病院 集中治療室 看護師長

日本赤十字社和歌山医療センターにて ICU・CCU 経験後，公立陶生病院へ入職，外科病棟，救急外来，循環器・心臓血管外科病棟を経て，2008 年より現職．
2004 年，集中ケア認定看護師の資格を取得．
2012 年，愛知県立大学大学院 看護学研究科看護学専攻博士前期課程 修了．

2017 年 7 月 31 日発行　第 1 版　第 1 刷
2020 年 8 月 31 日発行　第 1 版　第 2 刷
2022 年 8 月 10 日発行　第 1 版　第 3 刷 ©

マネジメントを始めるようになったら読む本
——現場ナースの目線による超実践本——

編著：濱本 実也
ISBN 978-4-88378-652-7

発行者　渡辺 嘉之
発行所　株式会社 総合医学社
〒101-0061
東京都千代田区神田三崎町1-1-4
TEL　03-3219-2920
FAX　03-3219-0410
E-mail　sogo@sogo-igaku.co.jp
URL　https://www.sogo-igaku.co.jp
振替　00130-0-409319
印　刷　シナノ印刷株式会社

本書に掲載する著作物の複製権・翻訳権・上映権・譲渡権・公衆送信権（送信可能化権を含む）は株式会社総合医学社が保有します．

JCOPY ＜（社）出版者著作権管理機構 委託出版物＞
本書を無断で複製する行為（コピー，スキャン，デジタルデータ化など）は，「私的使用のための複製」など著作権法上の限られた例外を除き禁じられています．大学，病院，企業などにおいて，業務上使用する目的（診療，研究活動を含む）で上記の行為を行うことは，その使用範囲が内部的であっても，私的利用には該当せず，違法です．また私的使用に該当する場合であっても，代行業者等の第三者に依頼して上記の行為を行うことは違法となります．複写される場合はそのつど事前に，出版者著作権管理機構（電話 03-5244-5088，FAX 03-5244-5089，e-mail: info@jcopy.or.jp）の許諾を得てください．